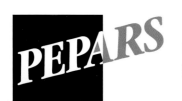

【ペパーズ】
編集企画にあたって…

　形成外科の診療において外科的治療は最も重要なのは言うまでもありませんが,外科的治療の前後における保存的治療は時には外科治療の成否にも関わるくらい重要な手技と考えます.保存的治療には外用剤,創傷被覆材,陰圧閉鎖療法など近年多くの選択肢が増えてきた感があります.今回特集する外用剤を用いる外用療法は古くから用いられていますが,今でも重要な選択肢の1つです.形成外科領域の外用療法は主に創傷,とりわけ難治性創傷に用いられます.本邦は諸外国に比べ創傷関連の外用剤が多く選択できます.他方創傷被覆材は諸外国の方が豊富に使える環境にあります.

　創傷における外用剤は主に壊死付着期,感染(炎症)期,肉芽形成期,上皮形成期の4段階で薬剤が変わります.これらはその使用目的の主剤によって選択されます.他方外用剤で重要な要素として基剤があります.基剤によって創傷の滲出液のコントロールが可能で,せっかく適切な主剤を選んでいるのに不適切な基剤を選択すると外用の効果が薄れたり,逆に治癒を阻害したりします.適切な基剤と主剤の組み合わせを考えることが外用療法では最も重要と考えますが残念ながら不適切な外用剤,特に基剤が正しく選択されていないと思われる症例を診ることはいまだにあります.

　そこで今回の特集では各分野で活躍されている皆様にお願いし,まず総論で基剤の重要性を,さらに各論では形成外科でよく使われる創傷関連の外用療法を一般創傷,熱傷,褥瘡,難治性足潰瘍に項目を分類してそれぞれの使用法を解説していただきました.さらに創傷だけでなく,瘢痕・ケロイド,美容医療なども日常診療で重要な項目と考え解説をお願いしました.また形成外科医もスキンケアを指導することが増えていることより,皮膚科医の立場から痤瘡,日焼け止めの使い方も執筆をお願いしました.

　読者のみなさまの日常診療に少しでも参考になれば幸いです.

　最後になりましたが,ご多忙中にもかかわらず快く引き受けていただいた執筆者の先生方に深謝申し上げます.

2018年10月

安田　浩

KEY WORDS INDEX

和 文

— あ 行 —
アダパレン　61

— か 行 —
ガイドライン　16
外用剤　16
外用薬　1,9,16,27
過酸化ベンゾイル　61
基剤　1
局所療法　16
クリーム　9
ケロイド　45
抗菌薬　61
膠原病性潰瘍　37
コウジ酸　51
混合・希釈　1

— さ 行 —
サンスクリーン剤　61
ジェネリック医薬品　1
紫外線　61
静脈うっ滞性潰瘍　37
褥瘡　27
浸透性　1
スキンケア　27
ステロイド　9
ステロイドテープ　45
創傷　9
創傷治癒　9

— た 行 —
添加剤　1
糖尿病性潰瘍　37
動脈閉塞性足潰瘍　37
トレチノイン　51

— な 行 —
軟膏　9
難治性足潰瘍　37
熱傷　16

— は 行 —
ハイドロキノン　51
肥厚性瘢痕　45
ビタミンC　51
副腎皮質ホルモンテープ剤　45

— ま 行 —
ミノキシジル　51
メトロニダゾール　51

欧 文

— A・B —
adapalene　61
additive　1
antibiotics　61
benzoyl peroxide　61
burn　16

— C・D —
chronic foot ulcers　37
corticosteroid　45
cream　9
DESIGN-R®　27
decubitis　27
diabetic ulcer　37

— E〜G —
external preparation　16
foot ulcer associated with arterial occlusion　37
generic medicine　1
guideline　16

— H・K —
hydroquinone　51
hypertrophic scar　45
keloid　45
kojic acid　51

— L・M —
local treatment　16
metronidazole　51
minoxidil　51
mixture and dilution　1

— O・P —
ointment　1,9
ointment bases　1
permeation　1
pressure ulcer　27

— S〜U —
skin care　27
steroid　9
steroid tape　45
sunscreen　61
topical agent　27
tretinoin　51
ulcer associated with connective tissue disease　37
ultraviolet　61
unguentum　9

— V・W —
venous leg ulceration　37
vitamin C　51
wound　9
wound healing　9

WRITERS FILE

ライターズファイル（五十音順）

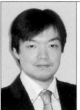

小川　令
（おがわ　れい）
1999年　日本医科大学卒業
1999年　同大学形成外科入局
2005年　同大学大学院修了
2005年　会津中央病院形成外科，部長
2006年　日本医科大学形成外科，講師
2007年　米国ハーバード大学形成外科，研究員
2009年　日本医科大学形成外科，准教授
2013年～現在　東京大学，非常勤講師（兼任）
2015年4月　日本医科大学形成外科，主任教授

小林　美和
（こばやし　みわ）
1996年　香川医科大学卒業
　　　　産業医科大学皮膚科入局
2001年　同，助手
2005年　同，講師
2014年　医療法人こばやし皮膚科クリニック（北九州市）勤務，副院長

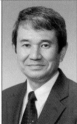

安田　浩
（やすだ　ひろし）
1984年　産業医科大学卒業
　　　　同大学皮膚科，研修医
1985年　金沢医科大学病院形成外科，研修医
1988年　同大学形成外科学教室，助手
1991年　産業医科大学皮膚科学教室，助手
1998年　同，講師
2003年　同大学皮膚科，助教授
2005年　同大学形成外科，助教授・科長
2007年　同，准教授
2014年　同，診療教授

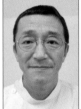

木村　中
（きむら　ちゅう）
1984年　北海道大学卒業
　　　　同大学形成外科入局
1985年　旭川厚生病院形成外科
1987年　形成外科メモリアル病院
1988年　北海道大学形成外科
1990年　函館中央病院形成外科

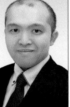

関根　祐介
（せきね　ゆうすけ）
1999年　帝京大学薬学部卒業
2001年　同大学大学院薬学研究科修了
2001年　東京医科大学病院薬剤部入局
2008年　日本褥瘡学会認定褥瘡薬剤師取得
2009年　HIV感染症専門薬剤師取得
2010年　東京医科大学病院薬剤部，主査
2013年　同，医局長

山下　理絵
（やました　りえ）
1985年　北里大学卒業
　　　　同大学形成外科入局
1990年　同大学救急センター
1991年　同大学形成外科美容外科，チーフ
1994年　湘南鎌倉総合病院形成外科・美容外科，医長
2000年　同，部長
　　　　北里大学，横浜市立大学，非常勤講師
2018年　湘南藤沢形成外科クリニックR，総院長

黒川　正人
（くろかわ　まさと）
1984年　大阪医科大学卒業
　　　　京都大学形成外科入局
1985年　小倉記念病院形成外科
1987年　倉敷中央病院形成外科
1988年　浜松労災病院形成外科，医長
1992年　京都大学医学部形成外科教室，助手，病棟医長
1992年　Taiwan，Chang Gung Memorial Hospital留学
1994年　長浜赤十字病院形成外科，部長
2008年　宝塚市立病院形成外科，部長
2014年　熊本赤十字病院形成外科，部長

牧口　貴哉
（まきぐち　たかや）
2002年　神戸大学医学部医学科卒業
　　　　同大学医学部附属病院形成外科，研修医
2003年　淀川キリスト教病院形成外科，医員
2006年　神戸大学医学部附属病院形成外科，医員
2008年　同，臨床助手
2009年　淀川キリスト教病院形成外科，科長
2011年　群馬大学医学部附属病院口腔外科，助教
2013年　同大学口腔外科，講師
2016年　同大学形成外科，診療教授

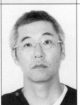

吉本　浩
（よしもと　ひろし）
1992年　長崎大学卒業
　　　　同大学形成外科入局
1999年　同大学院修了
2000～02年　Massachusetts General Hospital, Research Fellow
2006年　国立病院機構佐賀病院形成外科，医員
2008年　長崎大学病院形成外科，助教
2015年　同大学病院外傷センター，助教
2016年　同大学病院形成外科，講師

CONTENTS

外用薬マニュアル
―形成外科ではこう使え！―

編集／産業医科大学病院診療教授　安田　浩

形成外科医が知っておくべき外用薬の基礎知識……………………関根祐介	**1**

外用薬は主薬・基剤・添加剤から成る．主薬のみでなく基剤の役割を十分に考慮する必要がある．外用薬の効果にはアドヒアランスも重要であり，適正使用には多職種での連携が大切である．

一般創傷に対する外用薬……………………………………………黒川正人	**9**

創傷に対して多くの外用薬があるが，消毒薬やステロイド軟膏を含めて，一般創傷の状態による使用法について記した．

熱傷における外用薬の使い方………………………………………牧口貴哉ほか	**16**

熱傷における外用薬は深達度，面積，部位，年齢などを考慮し，受傷後，経時的に変化する創部の状態に応じて適宜選択する．熱傷創面の状況が変化した際には外用薬の変更を躊躇しない．

褥瘡における外用薬の使い方………………………………………吉本　浩ほか	**27**

褥瘡の治療を行う際は，褥瘡が生じた原因を考え，その対策を行いながら局所の管理を行わないと褥瘡は改善せずに悪化する．

◆編集顧問／栗原邦弘　中島龍夫
　　　　　　百束比古　光嶋　勲
◆編集主幹／上田晃一　大慈弥裕之

【ぺパーズ】
PEPARS No.144/2018.12◆目次

難治性足潰瘍における外用薬の使い方 ……………………………………木村　中　37
　　難治性潰瘍に対する治療法は進化しており，潰瘍の状態に応じて外用薬だけではなく創傷被覆材，陰圧閉鎖療法などを適用することが大切である．また，足潰瘍の原因となっている疾患に対する治療を優先することも念頭に置かなければならない．

瘢痕・ケロイドにおける外用薬の使い方 ……………………………………小川　令　45
　　赤く炎症を伴う瘢痕（肥厚性瘢痕やケロイドなど）には，副腎皮質ホルモンテープ剤をまず用いる．

美容医療における外用療法 ……………………………………………………山下理絵ほか　51
　　美容皮膚外科外来で，自費の外用薬を使用するのは，しみ，しわ，にきび，酒皶，育毛などである．

皮膚科の立場からの外用薬―痤瘡，日焼け止めを中心に― ……………小林美和　61
　　痤瘡治療では，アダパレンと過酸化ベンゾイルを使いこなすことで，抗菌薬の適正使用に努めたい．日焼け止めは適正量を使用し，UVB だけでなく UVA からも皮膚を守る．

|ライターズファイル ……………………………………… 前付 3
Key words index ……………………………………… 前付 2
PEPARS　バックナンバー一覧 ………………………… 73
PEPARS　次号予告 …………………………………… 74

「PEPARS®」とは Perspective Essential Plastic Aesthetic Reconstructive Surgery の頭文字より構成される造語．

きず・きずあとを扱うすべての外科系医師に送る！

ケロイド・肥厚性瘢痕 診断・治療指針 2018

編集／瘢痕・ケロイド治療研究会

2018年7月発行　B5判　オールカラー　102頁　定価（本体価格3,800円＋税）

**難渋するケロイド・肥厚性瘢痕治療の道しるべ
瘢痕・ケロイド治療研究会の総力を挙げてまとめました！**

目　次

I　診断アルゴリズム
1. ケロイド・肥厚性瘢痕の診断アルゴリズム
2. ケロイド・肥厚性瘢痕と外観が類似している良性腫瘍の鑑別診断
3. ケロイド・肥厚性瘢痕と外観が類似している悪性腫瘍の鑑別診断
4. ケロイド・肥厚性瘢痕の臨床診断
5. ケロイド・肥厚性瘢痕の病理診断
6. ケロイド・肥厚性瘢痕の画像診断

JSW Scar Scale(JSS)2015

II　治療アルゴリズム
1. 一般施設での加療
2. 専門施設での加療

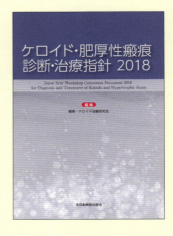

III　治療法各論
1. 副腎皮質ホルモン剤（テープ）
2. 副腎皮質ホルモン剤（注射）
3. その他外用剤
4. 内服薬（トラニラスト，柴苓湯）
5. 安静・固定療法（テープ，ジェルシート）
6. 圧迫療法（包帯，サポーター，ガーメントなど）
7. 手術（単純縫合）
8. 手術（くり抜き法，部分切除術）
9. 手術（Z形成術）
10. 手術（植皮，皮弁）
11. 術後放射線治療
12. 放射線単独治療
13. レーザー治療
14. メイクアップ治療
15. 精神的ケア
16. その他
    凍結療法／5-FU療法／ボツリヌス毒素療法／脂肪注入療法

IV　部位別治療指針
1. 耳介軟骨部
2. 耳介耳垂部
3. 下顎部
4. 前胸部（正中切開）
5. 前胸部（その他）
6. 上腕部
7. 肩甲部
8. 関節部（手・肘・膝・足）
9. 腹部（正中切開）
10. 腹部（その他）
11. 恥骨上部
12. その他

（株）全日本病院出版会

〒113-0033　東京都文京区本郷3-16-4
TEL：03-5689-5989　FAX：03-5689-8030
http://www.zenniti.com

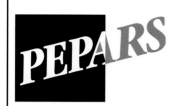

◆特集／外用薬マニュアル—形成外科ではこう使え！—

形成外科医が知っておくべき外用薬の基礎知識

関根　祐介*

Key Words：外用薬(ointment)，基剤(ointment bases)，添加剤(additive)，浸透性(permeation)，混合・希釈(mixture and dilution)，ジェネリック医薬品(generic medicine)

Abstract　外用薬は有効成分である主薬，主薬を溶かし込むための基剤，安定剤・乳化剤などの添加剤から成り立っている．外用薬に占める主薬の割合は数％で，薬効を発揮するためには，主薬の経皮透過性が重要となる．経皮透過性は，主薬が高濃度で基剤に溶けているほど透過性が優れており，基剤・剤形ではクリーム剤・軟膏剤・ローション剤・ゲル剤の順で透過性に優れている．外用薬の大半を占め，直接皮膚や創面に接する基剤は，皮膚の疾患や状態によっても使い分ける．また近年，基剤が水や生体成分に対して作用を及ぼすことが報告されている．基剤・剤形を用いる上で安定性を考慮することも重要である．外用剤の安定性は，混合や希釈，さらにジェネリック医薬品によっても変化するため注意が必要である．外用剤の効果を十分発揮するためには，アドヒアランスにも注目する必要があり，外用薬の適正使用に向けて多職種での連携が大切となる．

はじめに

　外用薬は，患部に有効成分を投与することを目的とした薬剤である．その歴史は古く，人類が疾病を認識した時代より使用され続けている．主な利点は，病巣への直接投与，投与量の調節，除去による投与中止が可能であることなどが挙げられる．一方で，使用法の均一化が困難なため効果にばらつきが生じる，病態と相反する特性を有する外用薬の使用では病態の悪化をもたらす，全身性に作用し得る，などの問題点がある．外用薬といえども，その特徴を理解したうえで適正に使用することが重要である．本稿では形成外科医が知っておくべき外用薬の基礎知識を解説する．

外用薬の各種剤形の定義と特徴

1．日本薬局方の定義

　第一七改正日本薬局方の「製剤総則」にて，医薬品，医薬部外品は，投与経路および適用部位別で大分類され，さらに製剤の形状，機能，特性によって細分化されている[1]．皮膚に対する外用薬は「皮膚に適応する製剤には，皮膚を通して有効成分を全身循環血流に送達させることを目的とした経皮吸収型製剤も含まれる．経皮吸収型製剤からの有効成分の放出速度は，通例，適切に調節される．」と定義され，「外用固形剤」，「外用液剤」，「スプレー剤」，「軟膏剤」，「クリーム剤」，「ゲル剤」，「貼付剤」に大別されている(表1)．

2．各種剤形の特徴

　一般に外用薬は有効成分である主薬，主薬を溶かし込むための基剤，防腐剤・安定剤・乳化剤や水分吸収作用をもつ添加剤から成り立っている．外用剤に占める主薬の割合は数％にすぎず，ほとんどが基剤となる．さらに基剤は直接皮膚や創面

---

* Yusuke SEKINE，〒160-0023　東京都新宿区西新宿6-7-1　東京医科大学病院薬剤部，医局長

表 1. 「皮膚などに適応する製剤」の分類と定義(第一七改正日本薬局方)

大分類	定義	中分類	定義
外用固形剤	皮膚(頭皮を含む)または爪に,塗布または散布する固形の製剤である.外用散剤が含まれる.	外用散剤	粉末状の外用固形剤である.
外用液剤	皮膚(頭皮を含む)または爪に塗布する液状の製剤である.	リニメント剤	皮膚にすり込んで用いる液状または泥状の外用液剤である.
		ローション剤	有効成分を水性の液に溶解または乳化もしくは微細に分散させた外用液剤である.
スプレー剤	有効成分を霧状,粉末状,泡沫状,またはペースト状などとして皮膚に噴霧する製剤である.	外用エアゾール剤	容器に充てんした液化ガスまたは圧縮ガスと共に有効成分を噴霧するスプレー剤である.
		ポンプスプレー剤	ポンプにより容器内の有効成分を噴霧するスプレー剤である.
軟膏剤	皮膚に塗布する,有効成分を基剤に溶解または分散させた半固形の製剤である.油脂性軟膏剤と水溶性軟膏剤がある.		
クリーム剤	皮膚に塗布する,水中油型または油中水型に乳化した半固形の製剤である.油中水型に乳化した親油性の製剤については油性クリーム剤と称することができる.		
ゲル剤	皮膚に塗布するゲル状の製剤である.		
貼付剤	皮膚に貼付する製剤である.テープ剤とパップ剤がある.	テープ剤	ほとんど水を含まない基剤を用いる貼付剤である.
		パップ剤	水を含む基剤を用いる貼付剤である.

に接するため,その役割を考慮することは重要となる.基剤を物理・化学的性状で分類すると,水になじまない「疎水性基剤」と水になじみやすい「親水性基剤」に大別される(表 2).さらに「親水性基剤」には「水溶性基剤」「乳剤性基剤」「懸濁性基剤」に分類される.それぞれの基剤には表 3 に示す特徴がある[2].

A.軟膏剤

軟膏剤は半固形の製剤で,油脂性軟膏剤(油脂性基剤)と水溶性軟膏剤(水溶性基剤)に大別できる.

● 油脂性軟膏剤(油脂性基剤)

大半が油性成分で構成されている.そのため皮膚への保護作用が強い一方で分泌物などの水分を吸収しにくく,貯留し汚染源となることがある.代表例として白色ワセリン・プラスチベース・白色軟膏などがある.白色ワセリンは 20℃において基剤 100 g が保有できる水分量(水数)は 9〜15 g 程度と低値である.白色軟膏は白色ワセリンに界面活性剤を添加することで,吸水性を高めている.

● 水溶性軟膏剤(水溶性基剤)

水溶性基剤は主に酸化エチレンと水の縮重合体であるマクロゴール(ポリエチレングリコール)が用いられている.分子量 1,000 以下のものは常温中では無色・粘稠性液体で,1,000 以上では固体となり様々な混合で適度の基剤を作る.水で洗浄しやすく,分泌物の吸収性は水数 180 g と高値である.一方で過乾燥や疼痛を引き起こすことがある.

B.クリーム剤(乳剤性基剤)

クリーム剤は乳剤性基剤で,外相の水性成分の中に油性成分を含む水中油型(O/W 型),または外相の油性成分の中に水性成分を含む油中水型(W/O 型)に乳化した半固形の製剤である.塗布すると W/O 型は冷たい感触を伴うことからコールドクリーム,O/W 型は消失することからバニシングと呼ばれる.バニシングは塗布後に水分が蒸発し,気化熱を奪うことで皮膚を冷却している.O/W 型は使用感がよいことから汎用されているが,使用した実感が乏しいため使用量が過剰となることがある.

O/W 型乳剤性基剤の代表として親水クリームがある.水で洗い流せ,皮膚への浸透がよく,止痒効果もある.湿潤面では滲出液を再吸収させてしまう可能性がある.

W/O 型乳剤性基剤の代表として吸水クリームがある.浸透性がよく,冷却感があり,乾燥性病変に用いる.O/W 型乳剤性基剤より刺激が少ないが,水で洗浄しにくい.

表 2. 皮膚外用薬における基剤分類

分類				基剤成分
軟膏剤	疎水性基剤	油脂性基剤	鉱物性基剤	ワセリン, プラスチベース, シリコン, パラフィン, イソパラフィン, オゾケライト, セレシン, 白色軟膏
			動物性基剤	単軟膏, 植物油, ロウ類, 豚脂, 鯨ロウ, スクワレン
	親水性基剤	水溶性基剤		マクロゴール類, ソルベース
クリーム剤		乳剤性基剤	水中油型 (O/W型)	親水クリーム, バニシングクリーム
			油中水型 (W/O型) 水相を欠く基剤	親水ワセリン, 精製ラノリン, アクアホール, オイセリン, ネオセリン, ラノリンアルコール
			油中水型 (W/O型) 水相を有する基剤	吸水クリーム, 加水ラノリン, 親水プラスチベース, コールドクリーム, ローズ水軟膏
ゲル剤		懸濁性基剤	ヒドリオゲル基剤 無機性	ベントナイト, ラボナイト, コロイダルアルミナ
			ヒドリオゲル基剤 有機性	カルボキシビニルポリマー, アルギン酸ナトリウム, アラビアゴム, プルラン, ポリアクリル酸ナトリウム, メチルセルロース, ポリビニルピロリドン
			リオゲル基剤	FAPG

(文献2を一部改変して引用)

表 3. 皮膚外用薬における基剤の特徴

分類				特徴
疎水性基剤	油脂性基剤		長所	●皮膚柔軟作用があり, 皮膚刺激性が少ない ●病巣保護作用および肉芽形成作用がある ●症状に対する適応範囲が広い ●主薬の皮膚への浸透性が弱い
			短所	●分泌物の除去作用がない ●ベタツキ感が強く使用感が悪い ●動物性基剤は酸化を受けやすい
親水性基剤	水溶性基剤		長所	●水性分泌物を吸収し, 除去する作用が強い ●水や常温で洗い流せる ●基剤が酸敗を受けにくい ●主薬の皮膚への浸透性が弱い
			短所	●連用により皮膚の過乾燥を生じる
	乳化性基剤		長所	●薬物の配合性が良い ●皮膚冷却により消炎・止痒作用がある ●水や常温で洗い流せる ●ベタつかず使用感が良い ●主薬の皮膚への浸透性が強い
			短所	●病巣被覆保護作用が弱い ●乳化剤や防腐剤によるアレルギー性接触皮膚炎を起こすことがある
	懸濁性基剤	ヒドリオゲル	長所	●水性分泌物を吸収し, 除去する作用が強い ●水や常温で洗い流せる ●ベタつかず使用感が良い ●主薬の皮膚への浸透性が弱い(添加剤により強いものもある)
			短所	●皮膚刺激性が強い
		リオゲル	長所	●水や常温で洗い流せる ●ベタつかず使用感が良い ●主薬の皮膚への浸透性が強い
			短所	●皮膚刺激性が強い

(文献2より引用)

表 4. 皮膚外用薬に使用されている代表的な添加剤

界面活性剤 (乳化剤)	W/O 型乳化剤	モノステアリン酸グリセリン, モノステアリン酸ソルビタン
	O/W 型乳化剤	ポリオキシエチレン硬化ヒマシ油 60, ポリソルベート 60
保存剤 (防腐剤)		パラオキシ安息香酸メチル, パラオキシ安息香酸プロピル, フェノキシエタノール, チモール
抗酸化剤		亜硫酸水素ナトリウム, アスコルビン酸, トコフェロール, ジブチルヒドロキシトルエン, エデト酸ナトリウム水和物, ベンゾトリアゾール
pH 調節剤		クエン酸水和物, クエン酸ナトリウム水和物, 乳酸, ジイソプロパノールアミン, 酢酸, 酢酸ナトリウム水和物

(文献 3 より引用)

C. ゲル剤(懸濁性基剤)

ゲル剤(懸濁性基剤)はゲル状の製剤で水性ゲル剤と油性ゲル剤がある. 水性ゲル剤にはカルボキシビニルポリマーを用いたヒドロゲル基剤が, 油性ゲル剤には FAPG(fatty alcohol propylene glycol)を代表とするリオゲル基剤がある. ヒドロゲル基剤は, アルコールなどの添加剤を配合することで皮膚浸透性を高め, 筋肉痛などの消炎鎮痛薬に使用されている. リオゲル基剤は高級アルコール, グリコール類からなり, 油性に分類されるが, 滲出液を吸収し水で洗い流せる. ゲル剤の性状としてはすべて水性ゲルとみなすことができる.

D. ローション剤

ローション剤は有効成分を水性の液に溶解または乳化もしくは微細に分散させた外用液剤で, 懸濁性・乳剤性・溶液性に分類される. ローション剤は皮膚への粘着性が低いが, 延びや使用感がよく, 頭部への使用も可能である. 懸濁性・乳剤性基剤では使用前によく振って使用する必要がある. 溶液性基剤はアルコールを含むものが多く刺激性がある湿潤面には適さない.

3. 外用薬の添加剤

外用薬の作製や安定化を図ることを目的として, 界面活性剤・保存剤・抗酸化剤・pH 調整剤などの添加剤が使用されている[3](表 4). また本来の添加剤の目的に加えて, 水分吸収作用を有する添加剤(機能性添加剤)もある.

● 界面活性剤(乳化剤)

界面活性剤は親水基と疎水基を有し, 親水基が水性成分に, 疎水基が油性成分に配向し, 混和可能となる. 親水性に富む界面活性剤(O/W 型乳化剤)は O/W 型の剤形に, 疎水性に富む界面活性剤(W/O 型乳化剤)は W/O 型の剤形に用いる.

● 保存剤(防腐剤)

保存剤は, 微生物汚染などによる製剤の品質劣化を防ぐために配合される. 水性成分と油性成分のどちらにも保存剤を分配させやすくするため, 数種類添加されている. 代表的なパラオキシ安息香酸エステル類(パラベン)は, 白色・無臭で毒性が低いため汎用されている.

● 抗酸化剤

酸化反応による有効成分の分解および基剤の劣化を防ぐために, 配合される. 抗酸化の機序としては, ① 添加剤が酸化されることで有効成分や基剤を保護する(アスコルビン酸など), ② 酸化連鎖反応を遮断する(ジブチルヒドロキシトルエンなど), ③ 酸化反応の開始剤(金属イオン・光)を除去する(キレート剤など), などがある.

● pH 調節剤

pH 調節剤は, 有効成分の溶解性・安定性, 皮膚への安全性などのため, 外用薬の pH の設定や維持の目的に配合される. 皮膚に対して安全な外用薬の至適 pH は皮膚表面の pH である弱酸性(pH 5 付近)とされている.

表 5. 剤形による主薬(ヒドロコルチゾン酢酸エステル)の溶解度と透過性

剤 形	溶解度 (μg/mL)	透過速度 (μg/cm^{2}h)	透過量 (μg/πcm^2)
O/W 型クリーム剤	2110	130	1750
W/O 型クリーム剤	2370	133	1420
水性ゲル剤	1774	2	33
油脂性軟膏剤	562	0.4	6

(文献 5 を一部改変して引用)

表 6. 皮膚の状態に応じた基剤・剤形の選択基準

基剤・剤形	皮膚病変							
	紅斑	丘疹	漿液性丘疹	水疱	びらん	潰瘍	亀裂	痂皮・角化
油脂性軟膏剤	○	○	○	○	○	○	○	○
水溶性軟膏剤				○	○	○		
クリーム剤	○	○	○	×	×	×	×	
ローション剤	○	○		×			×	
ゲル剤	○	○						

(文献 6 を一部改変して引用)

外用薬の透過性

皮膚は生体を外界から守るための組織であるため,薬物を含めて物質の透過性は低い.中でも角質層は皮膚の最大のバリア機能を有している.一般に外用薬が薬効を発揮するためには,主薬が角質層を通過し患部である表皮や真皮に分散する,あるいは皮下組織にある血管系に移行する必要がある.

主薬の経皮透過性は,「主薬濃度」と「基剤・剤形」に影響される.外用薬では主薬が高濃度で基剤に溶けているほど透過性が優れている.また基剤・剤形ではクリーム剤・軟膏剤・ローション剤・ゲル剤の順で透過・吸収に優れている[4].クリーム剤が透過性に優れている要因としては「基剤への主薬の溶解性」と「乳化」が挙げられる.ヒドロコルチゾン酢酸エステルを用いた in vitro の実験において,クリーム剤はゲル剤・油脂性軟膏剤と比較して,基剤への溶解度,透過速度・透過量が優れていた[5](表 5).一方臨床では軟膏剤の方がクリーム剤より効果が高いとの評価もある.この透過性と臨床効果の乖離の原因は明らかではないが,クリーム剤の方が汗や衣服などで取れやすいといった意見もある.ローション剤は,軟膏剤・クリーム剤より皮膚貯留性が低いため,効果が弱いとの評価がある.しかしながら,ローション剤は正常皮膚での透過性は低いが,角層除去皮膚では透過性が亢進しているとの報告もあり,皮膚の状況によっては高い効果が期待できる.以上のように剤形や皮膚の状況によって皮膚透過性が異なり,効果に影響し得ることから,剤形・基剤の変更時には十分に留意する.

基剤・添加剤の作用と使い分け

1. 基剤・剤形による使い分け

基剤・剤形の選択の際には,皮膚の疾患や状態を考慮する[6](表 6).疎水性基剤は保護作用が強く,皮膚刺激性が弱いため適応範囲が広い.一方,クリーム剤,ゲル剤は添加剤の影響で刺激性が強く皮膚欠損がある場合には適さない場合がある.

表 7. 基剤の「水」に対する作用

基　剤	作　用
油脂性軟膏剤	保湿作用・創面保護作用
W/O 型クリーム剤	保湿作用・創面保護作用
O/W 型クリーム剤	補水作用
水溶性軟膏剤	吸水作用

(文献 7 より一部改変して引用)

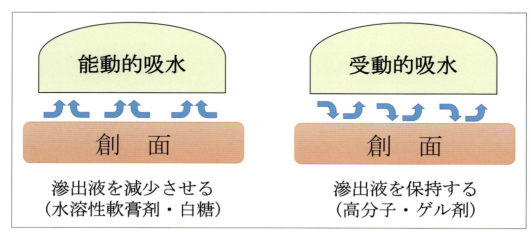

図 1. 能動的吸水および受動的吸水する基剤のモデル
※図中の矢印の向きは水の移動する方向
（文献 7 を一部改変）

2. 水に対する作用

基剤には「水」に対する作用として，保湿作用・補水作用・吸水作用がある[7]（表 7）．

「油脂性軟膏剤」「W/O 型クリーム剤」は外相が疎水性のため，表皮に対しては保湿作用を，表皮が欠損した創面には外部刺激からの保護作用を示す．「O/W 型クリーム剤」は外相が水のため，乾燥した創面に水分を与える補水作用を示す．「水溶性軟膏剤」は成分のマクロゴールが溶けて浸透圧を生じることで，滲出液の吸収作用を示す．滲出液の吸収性は機能性添加剤により，水分保持力と吸水能に分けて考えることができる[8]．水分保持力は保持できる水分量で，水分保持力の高い基剤・機能性添加剤としては，ポリマービーズやカルボキシメチルセルロースナトリウム（CMC-Na）などがある．吸水能は水分の吸収状況で，能動的吸水と受動的吸水に分かれる（図 1）．能動的吸水は水溶性軟膏剤や白糖などの基剤・機能性添加剤が，浸透圧を利用して創面組織から水分を積極的に吸収する方法で，浮腫性肉芽の改善に適している．受動的吸水は高分子やゲル剤などの基剤・機能性添加剤が，水分に接着することで膨潤し水分保持をしながら吸収する方法で，乾燥した肉芽に適している．

3. 生体分子との作用

創傷治癒過程においてマクロゴールは滲出液中の Matrix metalloproteinase-9（MMP-9）の酵素活性を阻害するとの報告がある．また浮腫性肉芽に見られる，バーシカン G1（VG1），ヒアルロン酸（HA），SHAP の複合体である VG1-SHAP-HA をマクロゴール・親水クリームに反応させると異なった相互作用を示す[9]．また動物創傷モデルを

表 8. 基剤による創傷治癒過程への効果（動物実験創傷系）

	O/W 型クリーム剤（親水クリーム）	水溶性軟膏剤（マクロゴール軟膏）	白糖
炎症細胞	著明	ほとんどない	中等度
血管拡張	著明	なし	軽度
線維化	なし	深部からあり	なし
潰瘍所見	浮腫性肉芽	痂皮	乾燥性

（文献 9 より一部改変して引用）

表 9. 外用薬の基剤による混合の可否

	油脂性軟膏剤	水溶性軟膏剤	O/W 型クリーム剤	W/O 型クリーム剤	ゲル剤
油脂性軟膏剤	○	×	×	△	×
水溶性軟膏剤	×	○	△	×	×
O/W 型クリーム剤	×	△	△	×	×
W/O 型クリーム剤	△	×	×	△	×
ゲル剤	×	×	×	×	×

○：可能，△：組み合わせによっては可能，×：不可
（文献 10 より引用）

用いて基剤の創傷治療過程への影響を検討した結果，表8に示す通り基剤によって創傷治療過程への効果が異なることも明らかになってきている．基剤の作用については新しい概念であり，今後の研究の発展が期待されるところである．

外用薬の安定性

1．外用剤の混合・希釈について

外用薬は単独で使用すべきであるが，アドヒアランスなどの観点より混合・希釈が必要な場合もある．その際には主薬の含量変化だけではなく，基剤・剤形の組み合わせに注意が必要である．一般的には同一の基剤・剤形であれば問題はないとされている[10]（表9）．しかしながらゲル剤は例外で分離や粘度低下を起こすため混合は避ける．また水性成分の「水溶性軟膏剤」「O/W 型クリーム剤」と油性成分の「油脂性軟膏剤」「W/O 型クリーム剤」との混合は難しく，分離などの外観変化や透過性の変化を引き起こす可能性がある．外用ステロイド剤などは希釈をして用いる場合がある．軟膏剤では，主薬が基剤に結晶で存在しているため，希釈によって効果は減弱しない．一方，クリーム剤では主薬の大部分が基剤に溶解しているため，希釈による効果の減弱がみられる．混合・希釈時には製薬会社や成書のデータを確認していくことが大切となる．

2．ジェネリック医薬品の評価

ジェネリック医薬品は生物学的同等性ガイドラインに基づいて承認されている．主薬と濃度は同一であるが，基剤・添加剤が異なっている．そのため外用ステロイド剤では基剤に溶けている主薬濃度に差が認められ，透過量でも有意な差があった[11]．ヨウ素製剤においてもジェネリック医薬品は滲出液の吸収が低下したとの報告もある[7]．また添加剤が異なることで，接触性皮膚炎が出現することも知られている．以上より外用薬のジェネ

リック医薬品への切り替えについては，効果や副作用について十分な観察が必要である．

外用薬の使用方法

外用薬の効果を発揮する上で，アドヒアランスは重要なファクターである．しかしながら，添付文書の用法用量の記載があいまいな場合が多い．アトピー性皮膚炎診療ガイドライン（2016年）では，外用ステロイド剤の外用量は第2指の先端から第1関節部まで口径5mmのチューブから押し出された量（約0.5g）が成人の手掌で2枚分とすることが適量であることが示されている（finger tip unit）．外用回数は，急性増悪の場合には1日2回（朝，夕：入浴後）を原則とし，早く軽快させ，軽快後は1日1回外用としている．一方，褥瘡治療の場合は，外用ステロイド剤と同様の塗布量では，ガーゼなどのドレッシング材に吸着し十分な効果が期待できない．古田は，水分量の多い深い褥瘡では外用剤を3mm以上の厚さで塗布し，さらにポケットがある場合は死腔を作らないこととしている[12]．外用薬の用法用量はエビデンスが乏しい．そのため効果やアドヒアランスなどを踏まえて対応をすることが必要となる．

おわりに

外用薬は錠剤や注射薬と異なり基剤や添加剤の理解が重要となってくる．外用薬の選択に際しては主薬のみでなく，基剤や添加剤を十分考慮する必要がある．また患者のアドヒアランスが効果に影響していく．使用に際しては，薬剤師など多職種と連携して外用薬の適正使用に努めていくことが大切である．

参考文献

1) 第十七改正日本薬局方
2) 大谷道輝：皮膚外用剤Q&A．p26-32，南山堂，2011.
   Summary 外用薬について基礎・治療法・禁忌・使用法などQ&A形式でわかりやすく記述している．
3) 大谷道輝「基礎からわかる外用薬」〈https://www.maruho.co.jp/medical/pharmacist/infostore/〉（最終アクセス：2018年8月20日）
4) 大谷道輝：外用剤：レジデントに必要な基礎知識．レジデント．9(3)：6-13，2016.
5) Fini, A., et al.：Control of transdermal permeation of hydrocortisone acetate from hydrophilic and lipophilic formulations. Pharm Sci Tech. 9：762-768, 2008.
6) 日野治子：【皮膚科処置法の実際】皮膚科軟膏処置―古典的外用剤の使い方．皮膚病診療．33：6-12，2011.
7) 野田康弘：基剤の「水」特性．薬局．66(8)：35-40，2015.
8) 関根祐介：【実践 褥瘡のチーム医療―予防から治療まで―】薬剤師が考える褥瘡の局所治療．MB Derma. 266：45-53，2018.
9) 磯貝善蔵：褥瘡に対する基剤の効果．薬局．66(8)：41-44，2015.
10) 江藤隆史ほか：軟膏・クリーム配合変化ハンドブック 第2版．p3-12，じほう，2015.
    Summary 外用薬の混合・希釈についての可否情報，配合変化において重要な混合方法，基剤，pHなどの情報が収載されている．
11) 大谷道輝ほか：基剤中に溶解している主薬濃度および皮膚透過性を指標としたステロイド外用剤の先発および後発医薬品の同等性評価．日皮会誌．121：2257-2264，2011.
12) 古田勝経：これで治る！褥瘡「外用剤」の使い方．pp73-80，照林社，2017.
    Summary 褥瘡治療における創評価や，外用薬の選択・使用方法を解説している．

◆特集／外用薬マニュアル―形成外科ではこう使え！―

一般創傷に対する外用薬

黒川　正人*

Key Words：創傷（wound），外用薬（unguentum），軟膏（ointment），クリーム（cream），創傷治癒（wound healing），ステロイド（steroid）

Abstract　一般創傷に用いられる外用薬は，浅い創傷と深い創傷ではその使用目的が異なり，それぞれ特徴がある．浅い創傷に対しては湿潤環境の保持を主な目的とした外用薬が使用される．深い創傷では，浸出液のコントロール，壊死物質の除去，肉芽形成促進などの目的で外用薬は選択されるが，外用薬によっては1つの作用だけではなく，他の作用も併せ持つものも少なくない．感染を伴う創傷の場合には，ヨウ素や抗菌薬を含む外用薬が用いられる．消毒に関しては創傷治癒に対しては有害であるという意見もあるが，感染創の細菌数を減らす目的で，消毒薬が使われることもある．一般に創傷に対してステロイド軟膏の使用に言及した文献は少ないが，臨床では時に使用することもあるので簡単にその使用法についても触れた．

外用薬の分類

外用薬の中でも軟膏（およびクリーム）では薬効のもととなる主成分のみではなく，基剤も重要となる．そのために基剤によって，油脂性基剤，乳剤性基剤，水溶性基剤に分類されるが，それぞれの基剤の特徴について述べる．

1．油脂性基剤

油脂性基剤としては動植物性油脂や鉱物性油脂である流動パラフィンやワセリンを基剤としたものである．皮膚に対する保護，乾燥防止，柔軟作用，冷却，消炎作用があり，基剤のみでも潰瘍面に対する肉芽形成促進作用や表皮形成促進作用がある[1]．

2．乳剤性基剤

乳剤性基剤は水溶液と油脂性成分の混合物に乳化剤を加えて乳剤としたもので，水中油型と油中水型に分類される．いずれにしても配合された薬剤を経皮浸透させる力が強く，深い創傷にも薬剤が浸透しやすい[2)3)]．ただし，経皮浸透力が強いために，分泌液の多い創面に使用すると分泌物を逆浸透させて症状が悪化することがあるために注意を要する[1]．

3．水溶性基剤

完全に水に溶ける基剤で，ポリエチレングリコール（マクロゴール）が代表的なものである．強い吸水性があり，浸出液を吸収する力が強い．ただし，吸水性が強いために創面の乾燥には注意が必要である．水で容易に洗い流すことができる．

4．その他

軟膏（およびクリーム）以外では粉末剤，液剤，吸水性ポリマーなどの製剤もある．散剤は粉末状のもので，乾燥した創面には付着しないために適さない．

---

* Masato KUROKAWA，〒861-8520　熊本市東区長嶺南2丁目1番1号　熊本赤十字病院形成外科，部長

表 1. 浅い創傷に対する外用薬

一般名	代表的な製品	主成分	基剤	薬効	注意点
白色ワセリン	白色ワセリン		油脂性	創面保護	
酸化亜鉛軟膏	亜鉛華軟膏 亜鉛華単軟膏 など	酸化亜鉛	油脂性	局所の収れん，消炎，創面保護	ふき取りにくい
ジメチルイソプロピルアズレン軟膏	アズノール®軟膏	ジメチルイソプロピルアズレン	油脂性	創面保護，抗炎症作用	
抗菌薬含有軟膏	ゲンタシン®軟膏 フシジンレオ®軟膏 バラマイシン®軟膏 など	各種抗菌薬	油脂性	抗菌作用，創面保護	耐性菌の出現に注意が必要

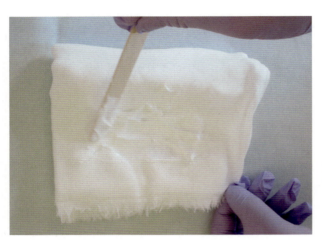

図 1.
軟膏の使用例
ガーゼを用いる時には，軟膏は 1～3 mm の厚さで均等に軟膏をのばして塗布する．

浅い創傷に対する外用薬（表 1）

真皮上層までの浅い創傷では油脂性軟膏を用いて湿潤環境を保つことは，浸出液中の細胞増殖因子やサイトカインを保持して創傷治癒を促進するために有効である[4]．そのために，軟膏は適切な量を用いないとかえって創面が乾燥して創傷治癒が遅延することがある．ガーゼと軟膏を用いて治療を行う場合には，ガーゼに軟膏を 1～3 mm の厚さで均等に軟膏をのばして塗布する[2]（図 1）．浸出液の量が少なく，ガーゼ交換時に創面とガーゼが固着する場合は無理に剝がすと創傷治癒が遅延することになるため，軟膏の塗布量を増やすか，非固着性ガーゼを使用する．また，軟膏を創面に塗布した後にフィルムドレッシング材で直接被覆することもある．しかし，軟膏自体に対して接触性皮膚炎を惹起することもあり注意が必要である．

具体的に使用する軟膏としては，油脂性基剤の白色ワセリン，ジメチルプロピルアズレン軟膏（アズノール®軟膏など），抗菌薬含有軟膏（ゲンタシン®軟膏，フシジンレオ®軟膏など），酸化亜鉛軟膏などがある．ただし，抗菌薬含有軟膏は耐性菌が出現する可能性があるため[5]に，2 週間以上使用することは望ましくない[3]．酸化亜鉛軟膏には亜鉛華軟膏と亜鉛華単軟膏があるが，亜鉛華軟膏は基剤が白色ワセリンで，亜鉛華単軟膏は基剤が単軟膏である．基剤の違いによって，亜鉛華軟膏は浸出液を吸収するが，亜鉛華単軟膏はほとんど吸収しないために，浸出液が多い場合には亜鉛華軟膏の方が適している．また，酸化亜鉛軟膏は正常皮膚に付着すると拭き取ることが困難で，創面周囲の状態を確認できないことがあるが，オリーブ油を用いると容易に除去できる．

表 2. 深い創傷に対する外用薬

一般名	代表的な製品	主成分	基剤	薬効	注意点
親水性ビーズ	デブリサン®ペースト	デキストラノマー(ポリマー)	水溶性	浸出液の吸収,細菌・壊死物質の除去	ポリマー粒子は交換時に洗浄が必要
ブロメライン軟膏	ブロメライン軟膏	ブロメライン(タンパク分解酵素)	水溶性	壊死物質の分解,除去	正常皮膚の障害に注意
フラジオマイシン硫酸塩・結晶トリプシンパウダー	フランセチン®・T・パウダー	フラジオマイシン硫酸塩(抗菌薬) 結晶トリプシン(タンパク分解酵素)	散剤	抗菌作用,壊死物質の分解,除去	トリプシンは血液凝固阻害作用があるために出血している創面の使用には注意
アルプロスタジルアルファデクス軟膏	プロスタンディン®軟膏	アルプロスタジルアルファデクス(プロスタグランディンE_1)	油脂性	皮膚血流増加,血管新生促進,肉芽形成促進,上皮化促進	創面の出血には注意
幼牛血液抽出物軟膏	ソルコセリル®軟膏	ソルコセリル(幼牛血液抽出物)	乳剤性	血管新生促進,線維芽細胞増殖促進,肉芽形成促進	牛血液過敏症には禁忌
リゾチーム塩酸塩軟膏	リフラップ®軟膏 リフラップ®シート	リゾチーム塩酸塩	乳剤性	線維芽細胞増殖促進,膿性分泌物分解作用	卵白過敏症には禁忌
トレチノイントコフェリル軟膏	オルセノン®軟膏	トレチノイントコフェリル	乳剤性	血管内皮細胞・線維芽細胞増殖促進,肉芽形成促進	浮腫状肉芽形成に注意
ブクラデシンナトリウム軟膏	アクトシン®軟膏	ブクラデシンナトリウム	水溶性	局所血流改善,血管新生促進,肉芽形成促進,上皮化促進	冷所保存
アルクロキサ外用散	イサロパン®外用散	アルクロキサ	散剤	肉芽形成促進,表皮再生促進	
トラフィルミン噴霧剤	フィブラスト®スプレー	トラフェルミン(塩基性線維芽細胞増殖因子)	液剤	血管新生,線維芽細胞増殖,肉芽形成促進	悪性腫瘍には禁忌

深い創傷に対する外用薬(表 2)

1. 浸出液のコントロール

真皮中層よりも深い創傷の場合には浸出液が多くなるために,そのコントロールが重要となる.湿潤環境を維持することは創傷治癒に必要であることは既に述べたが,浸出液が過剰となると創面下床の浮腫を起こして,細菌感染が助長され創傷治癒を阻害するために,適度な湿潤環境の維持が重要である[6)7)].浸出液が多い場合に使用する外用薬は,浸出液をよく吸収するマクロゴール基剤の軟膏(イソジン®ゲル,アクトシン®軟膏など),ポリマーを含む外用薬(デブリサン®,カデックス®軟膏,カデックス®外用散など)や白糖を含有するもの(精製白糖・ポビドンヨード軟膏)などが用いられる.イソジン®ゲル,精製白糖・ポビドンヨード軟膏,カデックス®は含有するヨウ素が抗菌作用を有するために感染の抑制にも有用であるが,ヨウ素過敏症では使用は禁忌である.カデックス®やデブリサン®などポリマーを含むものは吸水性が強く,ポケットなどに充填することも可能であるが,ポリマー粒子は生体に吸収されないために交換時に洗浄して創面に残存しないようにする必要がある.

2. 壊死物質の除去

深い創傷においてしばしば見られる壊死物質の付着は,過剰な炎症や感染の原因となる.過剰な炎症や感染は創傷治癒の阻害因子となるために,壊死組織を除去する目的でデブリードマンが必要となる.硬い壊死組織を浸軟させて壊死組織除去を容易にする目的で乳剤基剤の外用薬が用いられることがある.一方,壊死物質を溶解させる場合

には，蛋白分解酵素であるブロメライン軟膏や同じく蛋白分解酵素であるトリプシンを含むフラジオマイシン硫酸塩・結晶トリプシンパウダー(フランセチン®・T・パウダー)を用いて酵素的デブリードマンを行う．しかし，ブロメライン軟膏の基剤はマクロゴールであるために吸水力が高く，創面が乾燥してデブリードマンが十分にできず，乾性壊死組織が増加する時もあるので，浸出液が少ない場合はワセリンなど油脂性基剤の軟膏と混合して使用するとよい．また，ブロメライン軟膏は創面周囲の正常皮膚を障害してびらんを形成することがあるので，油脂性軟膏などで周囲皮膚の保護が必要である[3]．

3．肉芽形成の促進

深い創傷が治癒するためには良性肉芽が形成され，上皮化が進む必要がある．そのような目的で使用される外用薬の代表的なものとして塩基性線維芽細胞増殖因子(bFGF)製剤(フィブラスト®スプレー)は線維芽細胞の増殖・遊走や血管新生作用があり，肉芽形成促進作用が強い．また，肉芽形成促進作用によって，感染抵抗性を示すために感染創においても創傷治癒促進が期待される[8]．ただし，過剰な肉芽形成には注意が必要であり，悪性腫瘍が存在する部位では使用は禁忌である．

油脂性基剤ではアルプロスタジルアルファデクス軟膏(プロスタンディン®軟膏)があり，主成分であるプロスタグランディン E_1 の作用で皮膚の血流増加や血管新生作用がある．また，油脂性軟膏であるので乾燥した創面にも適応がある．

乳剤性基剤は薬剤を深部に浸透させるため，深い創傷に有用で，トレチノイン トコフェリル軟膏(オルセノン®軟膏)，幼牛血液抽出物軟膏(ソルコセリル®軟膏)，塩化リゾチーム軟膏(リフラップ®軟膏)などがある．オルセノン®軟膏はトレチノイン トコフェリルがマクロファージ，線維芽細胞，血管内皮細胞に直接作用して血管新生を伴う肉芽形成を促進する．一方，オルセノン®軟膏は水分が多いために肉芽組織が浮腫状となりやすいので注意を要する．ソルコセリル®軟膏はミトコンドリアの呼吸を促進し，ATP 産生を高めて組織機能を賦活し，線維芽細胞増殖を促進する．しかし，牛血液製剤に過敏な患者に禁忌である．リフラップ®軟膏は塩化リゾチームが線維芽細胞の増生を促進し，膿性分泌物の分解作用があり創傷治癒を促進する．しかし，卵白アレルギーのある患者ではショックやアナフィラキシー様症状を惹起するので禁忌である．

水溶性基剤ではブクラデシンナトリウム軟膏(アクトシン®軟膏)があり，局所血流改善，血管新生促進，肉芽形成促進，表皮形成促進などの作用がある．基剤の特徴で吸水性があるために，創面の乾燥には注意を要する．また，保存は 10℃ 以下に保つ必要がある．散剤ではアルクロキサ外用散剤(イサロパン®)があり，アルクロキサ中のアラントインの線維芽細胞増殖，結合織代謝，血管新生促進作用による肉芽形成促進と表皮再生促進による損傷組織修復促進があると考えられている．

しかし，安藤ら[9]は全層皮膚欠損創 57 例において，軟膏治療では治癒に平均 4.3 か月を要したと報告している．一般的に創傷に対して外用薬を用いて治療する場合は，治癒に長期間を要することが多く，漫然と軟膏治療を継続するのではなく，適切な時期に手術なども考慮する必要がある(図 2)．

4．ステロイドの使用

深い創傷において水溶性基剤の外用薬を使用して，肉芽組織が浮腫状になると創傷治癒は遅延する．また，過剰な炎症が起こった場合も創傷治癒は遅延する．このような場合に肉芽組織の浮腫を軽減し，炎症を抑制する目的でステロイド外用薬を使用することがある[2]．ただし，創の状態や部位によって使用するステロイド外用薬の強さを選択する必要がある[1]．また，ステロイドの投与によって細菌や真菌の感染を惹起することもあるために，漫然と長期間使用するのではなく，数日間の使用に留めるべきである．

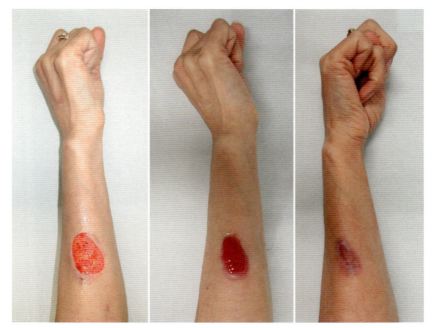

a｜b｜c

図 2. 皮膚欠損創に対して外用薬で治療を行った犬咬創
a：受傷時
b：受傷後 30 日目．軟膏処置にて肉芽組織がやや過剰となったために 3 日間ステロイド軟膏を使用した．
c：軟膏処置にて上皮化したが，治癒までに約 70 日間を要した．

感染に対する外用薬

1．消毒薬

一般に消毒薬は細菌細胞膜の蛋白質を変性・凝固させて溶菌させて感染を抑制するが，同時に創面の細胞に対しても組織障害性がある[10]ために漫然と消毒を行うことは創傷治癒を障害する．しかし，臨界的定着や感染が生じると創傷治癒が遅延するために，組織障害性があったとしても細菌数を減少させて感染を抑制するために消毒は行ってもよいと考えられる[11]．実際に消毒薬を使用する場合は，殺菌されるまで数十秒～数分待った後に，残存する消毒薬をよく洗浄して除去する必要がある．また，感染がコントロールできれば，消毒薬は創傷治癒に有効性はないために直ちに中止すべきである[3]．

ポビドンヨード（イソジン®など）はヨウ素の酸化力によって殺菌作用を発揮するとされている．褐色の消毒薬で，色がつくために消毒範囲が視認できる．しかし，正常皮膚であっても湿潤状態で 30 分以上接触していると化学熱傷を生じるために[12]，乾燥した後には組織に残留しないように洗浄する必要がある．創傷には 10％溶液が用いられる．一方，グルコン酸クロルヘキシジン（ヒビテン®，マスキン®など）は透明で，ポビドンヨードよりも刺激が少ないが，殺菌力は弱い．創傷には 0.05％溶液が用いられる．塩化ベンザルコニウム（オスバン®など）も無色で，創傷には 0.01～0.025％溶液を用いる．過酸化水素（オキシドール）は血液や生体組織と接触すると，生体の持つカタラーゼの作用によって分解されて大量の酸素を発生して，異物の除去効果があるが消毒効果は少ない．

いずれにしても，創傷に消毒薬を用いる場合は，それぞれに適した濃度があるために濃度を間違わず使用するよう注意が必要である．また，刺激の強い消毒薬を創面に使用すると疼痛の原因となるために控えた方がよい．

表 3. 感染創に対する外用薬

一般名	代表的な製品	主成分	基剤	薬効	注意点
ポビドンヨードゲル	イソジン®ゲル	ポビドンヨード	水溶性	抗菌作用	ヨウ素過敏症には禁忌
精製白糖・ポビドンヨード軟膏	ユーパスタ®コーワ軟膏 ソアナース®軟膏 など	精製白糖, ポビドンヨード	水溶性	抗菌作用, 浮腫軽減	ヨウ素過敏症には禁忌
ヨウ素軟膏	ヨードコート®軟膏	ヨウ素	水溶性	抗菌作用	ヨウ素過敏症には禁忌
カデキソマー・ヨウ素軟膏・外用散	カデックス®軟膏, カデックス®外用散	カデキソマー(ポリマー), ヨウ素	水溶性, 散剤	抗菌作用, 浸出液吸収	ヨウ素過敏症には禁忌, ポリマー粒子は交換時に洗浄が必要
スルファジアジン銀クリーム	ゲーベン®クリーム	スルファジアジン銀	乳剤性	抗菌作用, 壊死物質の融解	サルファ剤過敏症には禁忌
混合死菌製剤軟膏	エキザルベ®	混合死菌浮遊液, ヒドロコルチゾン(ステロイド)	油脂性	局所感染防御, 肉芽規制促進, 抗炎症作用	感染の悪化や創傷治癒遅延には注意

2. 感染の抑制(表3)

感染の抑制としては, 壊死組織や異物のデブリードマンは有効である. 一方, 創面の感染に対しては, 強い抗菌作用を有するヨウ素を含むカデキソマー・ヨウ素(カデックス®), 精製白糖・ポビドンヨード軟膏(ユーパスタ®コーワなど), ポビドンヨードゲル(イソジン®ゲル), ヨウ素軟膏(ヨードコート®軟膏)やスルファジアジン銀含有クリーム(ゲーベン®クリーム)が用いられる. ポビドンヨードは消毒薬としても使用され, 細胞毒性が強いが, 精製白糖・ポビドンヨード軟膏はヨウ素濃度が低いために創傷治癒を阻害せず, 殺菌効果が発揮されると考えられている[13]. また, 白糖は高浸透圧環境をもたらしフィブリン形成を抑制することで, 細菌のバイオフィルム形成も阻害すると言われている[14]. また, ヨウ素製剤については, 先にも述べたようにヨウ素過敏症に注意が必要である. ゲーベン®クリームは水分の含有率が高く, 乾燥した硬い壊死組織を軟化, 融解させてデブリードマンを行うことが可能である. また, スルファジアジン銀はサルファ剤と銀の作用で広い抗菌力を有する. ただし, ポビドンヨードで消毒した後に使用すると, 銀イオンはヨウ化銀となり抗菌力が減退するので注意が必要である. また, 非感染創においてはその有用性を示す根拠がないために, 他の外用薬への変更が勧められる.

創傷の二次感染に対しては, 混合死菌浮遊液とステロイド(ヒドロコルチゾン)の混合軟膏であるエキザルベ®も有効である. 混合死菌浮遊液は白血球遊走能を高め, 局所感染防御作用を有する. また, 混合死菌浮遊液は肉芽形成促進作用により創傷治癒を促進する. 一方, ヒドロコルチゾンは血管透過性亢進抑制, 浮腫抑制などの抗炎症作用を有する. この2剤の作用によって二次感染が抑制されると考えられる. ただし, 長期間使用するとステロイドの作用で感染の悪化や創傷治癒遅延などの副作用が出ることがあるために注意を要する.

上皮化後の外用薬

創傷治癒が完了しても上皮化した直後の皮膚は弱いために, 適切な処置を継続しないとびらんを形成することがある. そのための外用薬としては保湿を目的にワセリンを用い, 掻痒を予防するためにステロイド軟膏や非ステロイド系抗炎症外用薬を用いる. ヘパリン類用物質軟膏(ヒルドイド®ソフト軟膏など)は皮膚に対する保湿効果を有し, 角質水分保持増強作用がある. そのために, ケロイド形成の予防作用もある.

まとめ

一般創傷に対して外用薬を用いる場合には, その創傷の深さや状態を考慮して使用する必要がある. また, 実際の創傷治療においては消毒薬やス

テロイド外用薬を一時的に使用することもある．また，外用薬を使用する場合は漫然と同じ外用薬を使用するのではなく，約2週間の使用にて効果がなければ外用薬を変更する必要もある．

参考文献

1) 野波英一郎：皮膚外用剤療法の実際．中外医学社，1980．
   Summary 外用薬についての古典的文献であるが，外用薬の分類については詳細に述べられている．

2) 小野一郎：創傷部に対する軟膏療法の現況．形成外科 ADVANCE SERIES 創傷の治癒 最近の進歩．森口隆彦編．pp89-105，克誠堂出版，1993．
   Summary 形成外科分野で創傷における外用薬の使用法について述べられた必読の文献である．

3) 井上雄二ほか：創傷・熱傷ガイドライン委員会報告―1：創傷一般．日皮会誌．121：1539-1559，2011．
   Summary 創傷に関する皮膚科のガイドラインである．

4) Ono, I., et al.：Studies on cytokines related to wound healing in donor site wound fluid. J Dermatol Sci. 10：241-245, 1995.

5) Goldstein, E. J. C.：Bite wounds and infection. Clin Infect Dis. 14：633-640, 1992.

6) Lawrence, J. C.：Dressing and wound infection. Am J Surg. 167：21S-24S, 1994.

7) 松村 一：滲出液のコントロールに関する新知見．形成外科．50：637-644，2007．
   Summary 急性創傷における浸出液の状態に言及した論文である．

8) 水野博司：皮膚汚染創においても塩基性線維芽細胞増殖因子 bFGF スプレーを用いてもよい．創傷治癒コンセンサスドキュメント―手術手技から周術期管理まで―．日本創傷治癒学会ガイドライン委員会編．pp186-187，全日本病院出版会，2016．

9) 安藤正英ほか：皮膚欠損の治療 軟膏療法の限界と手術．日災医会誌．39：563-571，1991．

10) Fernandez, R., et al.：Water for wound cleansing (review). The Cochrane Collaboration, Issue 2, the Cochrane library, 2010.

11) 江野尻竜樹ほか：感染創は消毒より洗浄が有効である．創傷治癒コンセンサスドキュメント―手術手技から周術期管理まで―．日本創傷治癒学会ガイドライン委員会編．pp170-171，全日本病院出版会，2016．
    Summary 表題とはやや異なり，感染創に対する消毒の有用性についても言及した文献である．

12) 中野園子ほか：ポビドンヨードによる化学熱傷．麻酔．4：812-815，1991．

13) 塚田邦夫：感染創に精製白糖・ポビドンヨード軟膏は有効である．創傷治癒コンセンサスドキュメント―手術手技から周術期管理まで―．日本創傷治癒学会ガイドライン委員会編．pp176-177，全日本病院出版会．2016．

14) 山崎 修ほか：黄色ブドウ球菌のバイオフィルムに対する白糖・ポビドンヨード配合軟膏（ユーパスタ®）の効果．Ther Res. 23：1619-1622，2002．

◆特集/外用薬マニュアル—形成外科ではこう使え！—

熱傷における外用薬の使い方

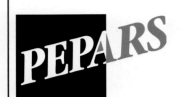

牧口貴哉*1 中村英玄*2

Key Words：熱傷(burn)，外用薬/外用剤(external preparation)，ガイドライン(guideline)，局所療法(local treatment)

Abstract 熱傷における外用薬は，深達度，面積，部位，年齢などを考慮し，受傷後変化する創部の状態に則して適切に選択される必要がある．外用薬の目的は大きく感染制御，創傷治癒促進，壊死組織除去に大別される．広範囲Ⅲ度熱傷では，治療の基本は壊死組織の外科的切除と植皮である．そのため，術前の外用剤使用の主目的は，それまでの感染制御となる．Ⅱ度熱傷では，外用薬の選択が治療結果に大きく影響を与える可能性がある．有害事象が生じた際や，熱傷創面の状況が変化した際には外用薬の変更を躊躇しない．適切な局所治療を行いつつ，手術適応とその時期を的確に見極めることも重要である．本稿では，2015年に改訂された日本熱傷学会の熱傷診療ガイドラインも参照しつつ，Ⅲ度，Ⅱ度熱傷で使用する代表的な外用薬について述べる．

はじめに

熱傷における外用薬や創傷被覆材（ドレッシング材）などの局所療法は深達度，面積，部位，年齢などを考慮し，変化する創部の状態に応じて適切に選択される必要がある（図1）．外用薬の目的は大きく感染制御，創傷治癒促進，壊死組織除去などに大別される．深達性熱傷では，的確に手術適応とその時期を見極めることも重要である．

本稿では，2015年に改訂された日本熱傷学会編集の熱傷診療ガイドライン（改訂第2版）も参照しつつ[1]，Ⅲ度，Ⅱ度熱傷における外用薬の使い方について述べる．参考としてエビデンスレベルを元にしたガイドラインの熱傷初期における推奨グレード（高い順にA＞B＞C）をそれぞれの薬名尾に付記した．あくまで論文のエビデンスレベルを元にした推奨グレードのため，絶対的・普遍的なものではない点に留意頂きたい．全ての外用薬を網羅することは限られた誌面では困難であるため，代表的な外用薬を中心に記載した．また，外用薬マニュアルのため，創傷被覆材の詳細については，本稿では割愛させて頂く．対象薬剤は一般名と先発の代表的な商品名を（ ）内に記載した．

Ⅲ度熱傷

広範囲Ⅲ度熱傷では，治療の基本は手術によるデブリードマンと植皮である．そのため，術前の外用薬使用はそれまでの感染制御が目的となる．最もよく使用される外用薬はスルファジアジン銀クリーム（ゲーベン®クリーム）である．小範囲のⅢ度熱傷ではブロメライン軟膏などの壊死組織除去を目的とする外用剤を使用することもある．銀含有のハイドロファイバー（アクアセル® Ag）や

---

*1 Takaya MAKIGUCHI，〒371-8511 前橋市昭和町3-39-22 群馬大学医学部附属病院形成外科，診療教授
*2 Hideharu NAKAMURA，同，医員

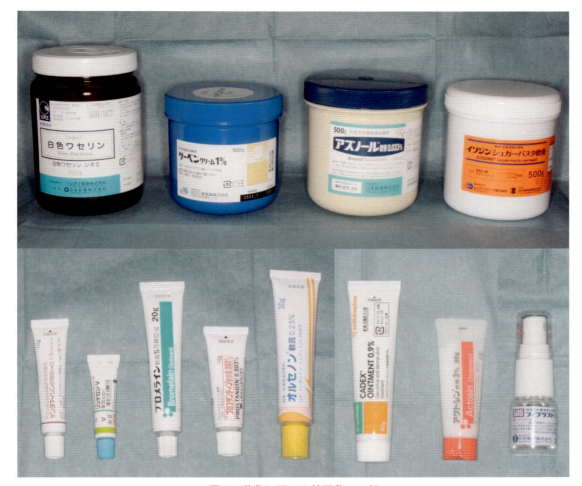

図 1. 熱傷に用いる外用薬の一部
受傷後変化する創部の状態に則して選択，適宜変更する．
左から，
白色ワセリン®
ゲーベン®クリーム 1%（スルファジアジン銀クリーム）
アズノール®軟膏 0.033%（ジメチルイソプロピルアズレン軟膏）
イソジン®シュガーパスタ軟膏
ゲンタマイシン®硫酸塩軟膏 0.1%（ゲンタマイシン硫酸塩軟膏）
リンデロン® VG 軟膏（ベタメタゾン吉草酸エステル（＋抗生物質））
ブロメライン®軟膏 5 万単位/g（ブロメライン軟膏）
プロスタンディン®軟膏 0.003%（アルプロスタジルアルファデクス軟膏）
オルセノン®軟膏 0.25%（トレチノイン トコフェリル軟膏）
カデックス®軟膏（カデキソマー・ヨウ素軟膏）
アクトシン®軟膏（ブクラデシンナトリウム含有軟膏）
フィブラスト®スプレー 250/500®（トラフェルミン製剤）

ポリウレタンフォーム／ソフトシリコン（メピレックス®ボーダー Ag）などの創傷被覆材に関しては，Ⅲ度熱傷における比較論文は未だなく，添付文書でもⅢ度熱傷への使用は除外されている．熱傷診療ガイドラインにおいても，Ⅲ度新鮮熱傷への創傷被覆材の使用は，積極的なエビデンスがないこと，密閉することによる感染の危険性があることなどから，推奨グレードはCとされている[1]．

デブリードマンと網状もしくはパッチ状分層植皮術後は，メッシュ間，パッチ間の上皮化を促すために，創傷治癒促進作用のある外用剤，被覆材を選択する（図2）．術後，デブリードマン不足による壊死組織残存部分や感染が疑われる部分に対しては，術前と同様に感染制御目的や壊死組織除去目的の外用剤を再検討する．

1．Ⅲ度熱傷初期治療でよく使用される外用薬

- スルファジアジン銀クリーム（ゲーベン®クリーム1%）推奨グレードB#

広範囲Ⅲ度熱傷に対する感染予防目的に最も使用される外用薬である[2]．ガイドラインの推奨グレードはBであるが，Ⅲ度熱傷中心の広範囲熱傷に対する初期治療では，救命目的の外用薬としてスルファジアジン銀クリームを最も推奨している[1]（そのため推奨グレードをB#としている．）．ゲンタマイシン硫酸塩軟膏などとの比較試験で，細菌数の低下や *Pseudomonas*, *Staphylococcus*, *Proteus*, *E. coli*, *Candida albicans*, *Klebsiella*, *Serratia* などの検出率が潰瘍面で有意に低下したことが報告されている[2]．乳剤性基剤のため高い組織浸透力を有し，壊死組織の自己融解を促進させることで壊死組織除去効果もある．壊死組織が軟化することで，処置時の剪刀やメスを用いた外科的デブリードマンも行いやすくなる．白血球減少（添付文書では発生頻度2.6%）やメトヘモグロビン血症，銀沈着を生じる可能性があるため，特に広範囲の使用では注意する．創治癒促進効果はないため，我々はⅡ度熱傷の初期治療には通常使用しない．

- ブロメライン軟膏（ブロメライン®軟膏5万単位/g）推奨グレードA
- 幼牛血液抽出物軟膏剤（ソルコセリル®軟膏5%）推奨グレードA

ブロメライン®軟膏，ソルコセリル®軟膏は壊死組織除去効果の面で，高い有用性が二重盲検試験で報告されている[3)4)]．ただし，先に述べたように広範囲Ⅲ度熱傷では手術的加療が優先されることから，主に小範囲Ⅲ度熱傷での使用が中心となる．ブロメライン®軟膏の使用では，疼痛が高頻度に発生するため，壊死組織周囲の正常組織にワセリンを塗布することで刺激痛を可及的に予防する．また，吸水性の高いマクロゴール基剤のため滲出液の減少時には壊死組織除去作用が減弱することに注意する[5]．疼痛や体動で外科的デブリードマンが困難な際や，壊死組織と肉芽組織が混在している熱傷創では，これらの軟膏を使用した化学的デブリードマンも有用である．

Ⅱ度熱傷

Ⅱ度熱傷では，外用薬，創傷被覆材などの局所治療が重要な役割を持ち，その選択が治療結果に大きく影響を与える．受傷面積・深達度に加え，感染・壊死組織の有無，滲出液量などの経時的変化に則した外用薬をその都度選択する．深達度は熱傷創内でも同一ではないことが多く，創面の分界に応じて外用薬を部位別に選択することも検討する．

初期治療では，浅達性Ⅱ度熱傷（SDB）と深達性Ⅱ度熱傷（DDB）を明確に判別しがたい例も多く，まずは創傷治癒促進目的とし，創面の湿潤環境を保持するワセリンなどの油脂性基剤軟膏が推奨される[1]．SDB初期においては，疼痛軽減などの抗炎症作用を持つステロイド軟膏を使用することもあるが，創治癒遷延作用，上皮化抑制作用もあることから長期使用は避ける．また，抗生物質含有軟膏もその油脂性基剤による湿潤環境保持作用から使用してもよいが，耐性菌の問題があるため，同様に長期使用は避けるべきである．外用薬と血

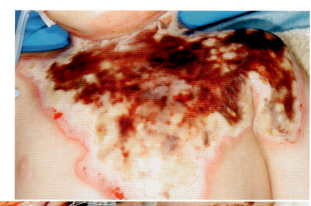
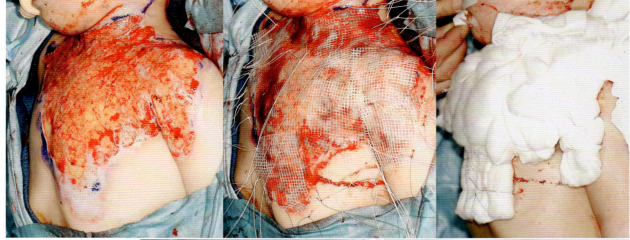
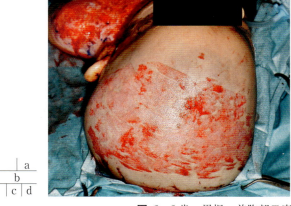
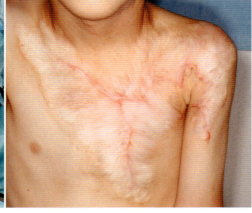

図 2. 2歳, 男児. 前胸部Ⅲ度熱傷
熱湯により前胸部を中心にⅢ度熱傷を受傷した. 受傷後 8 日に手術を施行した.
　a：術前所見. 外科的デブリードマンまでスルファジアジン銀クリームを塗布して感染
　　制御した.
　b：術中所見. Sequential excision によるデブリードマンを行い, 頭部有髪部から採皮
　　した分層皮膚をパッチ状にして移植した. タイオフ後はパッチ状植皮間の上皮化促進
　　を目的としてトラフェルミン製剤と白色ワセリンを使用した.
　c：頭部採皮部
　d：術後 3 年

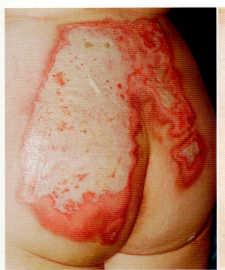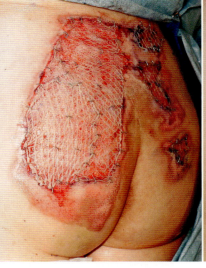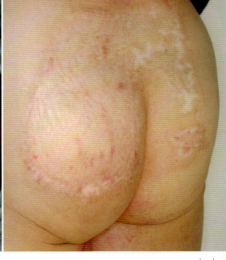

図 3. 71 歳，女性．Ⅱ度熱傷

a|b|c

ストーブ上のやかんのお湯で殿部熱傷を受傷した．受傷後初期はジメチルイソプロピルアズレン軟膏を使用した．創面が分界し，DDB の範囲が明らかとなってきた時点でスルファジアジン銀クリームに変更した．受傷後 9 日にデブリードマン，網状分層植皮術を施行した．

a：術前所見．壊死組織の付着した DDB
b：術中所見．Sequential excision，網状分層植皮．術中にトラフェルミン製剤を噴霧し，タイオフ後の処置ではメッシュ間上皮化を促進するためにトラフェルミン製剤とアクトシン軟膏を併用した．
d：術後 3 年 9 か月．一部に色素沈着，色素脱失を認めるが，肥厚性瘢痕は認められない．

管新生作用，肉芽形成促進作用を持つトラフェルミン製剤（フィブラスト®スプレー）の併用も考慮する．

本稿では割愛するが，湿潤環境保持の目的として創傷被覆材の使用も検討する．熱傷診療ガイドラインでも Ⅱ度熱傷に対しては推奨グレード A となっている．ただし，保険適用の制限や密封による感染には注意して使用する．

SDB は通常手術適応はなく，創傷治癒を促進させる適切な外用薬・創傷被覆材で治癒する．DDB では面積，部位，年齢などを考慮し，手術適応とその時期を検討する．創面がある程度分界し，壊死組織が広範である時は，Ⅲ度熱傷に準じて，外科的デブリードマンまで感染制御目的の外用薬を検討する（図 3）．保険適応の問題はあるが，手術時の植皮固定の一法として，持続陰圧療法を植皮片の持続圧迫固定効果と母床への創傷治癒促進効果を期待して用いることがある[6)7)]．我々は，過圧迫による pressure sore や出血，疼痛を予防する目的で陰圧を 50～75 mmHg と通常より低めに設定している（図 4）．DDB が小範囲であればスルファジアジン銀クリームやブロメライン軟膏などの壊死組織融解作用のある外用薬や処置毎時の剪刃やメスを用いた外科的デブリードマンで壊死組織を除去し，その後創傷治癒を促進させる外用薬の使用でも治癒可能である．

古典的によく使用される外用薬でも，刺激による疼痛や接触性皮膚炎など有害事象が生じる可能性を常に念頭に置く．また，稀ではあるが，幼小児熱傷において正常皮膚部分に表皮剝脱が広がってきた際には，exfoliative toxin 産生 *Staphylococcus aureus* 感染によって引き起こされるブドウ球菌性熱傷様皮膚症候群（SSSS；Staphylococcal scalded skin syndrome）である可能性も念頭

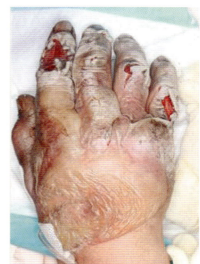
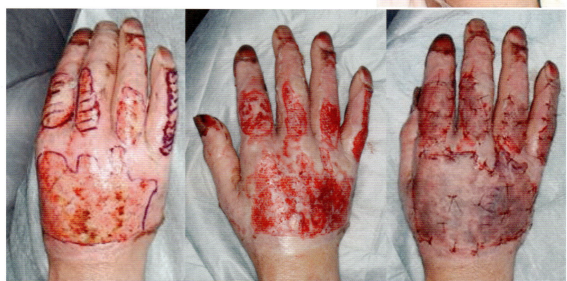
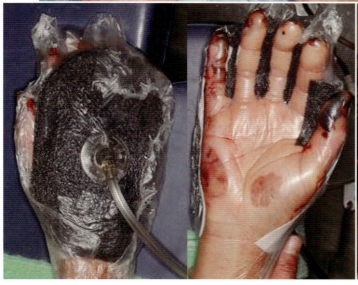
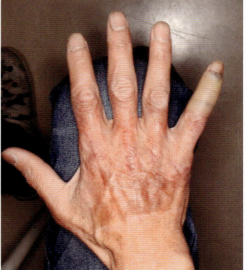

図 4.
59 歳，男性．Ⅱ度熱傷．火災による熱傷を受傷した．
 a：受傷後1日．創傷被覆材と，受傷後早期から表皮欠損部にトラフェルミン製剤を噴霧し，創傷被覆材を使用した．
 b：受傷後 10 日(術中所見)．DDB に対して tangential excision と分層植皮術を行った．
 c：V.A.C®を用いて 75 mmHg の持続陰圧で植皮片固定を行った．
 d：術後 11 か月

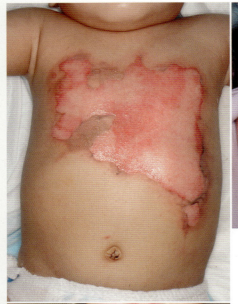
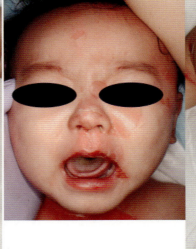
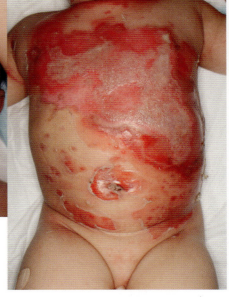
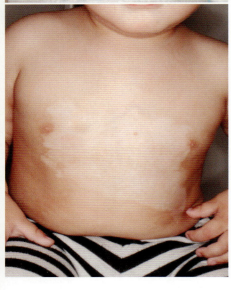

図 5.
8 か月，男児．Ⅱ度熱傷
熱湯により前胸部を中心にⅡ度熱傷を受傷した．
　a：受傷後 1 日
　b：受傷後 5 日．高熱と新たに表皮剝脱が腹部，顔面に出現し，その後急速に拡大傾向が認められた．胸部創部から exfoliative toxin 産生 Staphylococcus aureus が検出されたこと，皮膚粘膜移行部，粘膜部に主病変が認められなかったことから，スティーヴンス・ジョンソン症候群や中毒性表皮壊死症（TEN）は否定的であった．SSSS を疑い培養結果が出る前から抗生剤（cefazolin + vancomycin）を点滴投与している．
　c：受傷後 9 か月．色素脱失は認められるが，肥厚性瘢痕，瘢痕拘縮はない．

に置く[7]（図 5）．

1．Ⅱ度熱傷の初期治療でよく使用される外用薬

＜ワセリン（油脂性）基剤軟膏　推奨グレード C＞
- 基剤そのものであるワセリン（白色ワセリン®）
- ジメチルイソプロピルアズレン軟膏（アズノール®軟膏 0.033%）

　白色ワセリンは油脂性基剤そのものであり刺激性要素をほとんど含有していないため，副作用が少なく，広範囲Ⅱ度熱傷における創面の湿潤環境維持と保護目的に使用しやすい外用薬である．ワセリンと精製ラノリンを基剤とする油脂性基剤軟膏であるジメチルイソプロピルアズレン軟膏（アズノール®軟膏 0.033%）も，Ⅱ度熱傷初期によく使用される．主剤であるジメチルイソプロピルアズレンは穏やかではあるが，抗炎症作用，ヒスタミン遊離抑制作用，抗アレルギー作用があるとされる．白色ワセリンやジメチルイソプロピルアズレン軟膏の有効性に関しては，エキスパートオピニオンが多くエビデンスは低いが，古くからよく使用されている軟膏であり，安全性は高いと考えられる．ただし，高頻度ではないがジメチルイソ

プロピルアズレン軟膏における接触性皮膚炎の報告が散見されているため注意する[9]．アレルギー反応は主にラノリンに含まれるラノリンアルコールが原因物質である可能性も示唆されている．

＜(熱傷に適応がある)ステロイド軟膏 推奨グレードC＞

- ベタメタゾン吉草酸エステル(＋抗生物質)(リンデロン®VG軟膏など)
- トリアムシノロンアセトニド(ケナコルト®AG軟膏など)
- (酪酸)ヒドロコルチゾン(＋抗生物質)(テラ・コートリル®軟膏など)
- フルオシノロン，塩酸フラジオマイシン(フルコート®軟膏など)
- ヒドロコルチゾン(＋混合死菌浮遊液)(エキザルベ®)

症例報告やエキスパートオピニオンのみであるが，熱傷におけるステロイド軟膏の有用性が報告されている[10)11)]．SDB初期に炎症を抑えることで疼痛軽減や浮腫予防効果が，また油脂性基剤では創湿潤環境保持による創傷治癒促進効果があり推奨される．しかし，ステロイドは長期使用で創治癒の遷延作用，上皮化抑制作用も有するため，使用期間は受傷後2日間程度に限定するべきと考える．添付文書ではDDBの熱傷・凍傷に対しては禁忌となっている．また，使用上の注意として「大量または長期にわたる広範囲の密封療法(ODT)などにより副腎皮質ステロイド剤を全身的投与した場合と同様な症状があらわれることがある」とある．DDBや広範囲熱傷への大量使用は推奨できない．

＜トラフェルミン製剤(フィブラスト®スプレー250/500) 推奨グレードA＞

上皮化期間の短縮や肥厚性瘢痕の抑制効果が報告されており[12)～14)]，熱傷診療ガイドラインでも推奨グレードAである．Ⅱ度熱傷において受傷早期から使用することで，上皮化期間の短縮が認められたと報告されている[15)16)]．本剤は熱傷潰瘍を適応とし，以前の薬剤添付文書には「新鮮熱傷に対しては本剤を使用せず，他の適切な療法を考慮すること」との注意記載があった．しかし，この記載は2015年12月に，「潰瘍がみられない熱傷に対しては，他の適切な療法を考慮すること．」に改訂された．この改訂によって，有用性が報告されている受傷早期のⅡ度新鮮熱傷においても使用可能と解釈できるようになった．噴霧剤のため単独使用では湿潤環境が得られないため外用薬や創傷被覆材を併用する[17]．メッシュ状，パッチ状植皮間の上皮化を速やかに促す目的で術中に噴霧することもある．

＜抗生物質(抗菌薬)含有軟膏 推奨グレードC＞

- ゲンタマイシン硫酸塩軟膏(ゲンタシン®軟膏0.1%)

ゲンタシン®軟膏などの油脂性基剤の抗生物質含有軟膏を，湿潤環境維持，創面保護の目的で使用してもよい．しかし，耐性菌の発生を招く恐れがあるため，短期間の使用に限るべきである．

2．Ⅱ度熱傷後潰瘍でよく使用される外用剤

(※以下外用剤の推奨グレードは初期治療のみではなく「熱傷潰瘍」を含むものである)

＜油脂性基剤軟膏＞

- アルプロスタジルアルファデクス軟膏(プロスタンディン®軟膏0.003%) 推奨グレードA

熱傷後潰瘍を適応とし，肉芽形成促進，潰瘍面積縮小効果がある．リゾチーム塩酸塩軟膏(リフラップ®軟膏)とのランダム化比較試験で有用性が報告されているが[18]，いつ，どの程度の深さの熱傷に外用されたかが不明であり，Ⅱ度熱傷の初期治療の外用薬としての有用性は明らかではない．プロスタンディン®軟膏は流動パラフィンにポリエチレンを溶解したゲル化炭化水素(プラスチベース)が基剤であるため，湿潤環境維持効果は期待できる．ただし，添付文書の使用上の注意として，「新鮮熱傷に対しては他の適切な療法を考慮する」となっている．

プロスタンディン®軟膏を大量使用(1日塗布量として10gを超える)すると，有効成分であるアルプロスタジルアルファデクスを全身的投与した

場合と同様の症状が出現する恐れがあるため，広範囲熱傷にはあまり勧められない．

＜親水性基剤軟膏＞

• ブクラデシンナトリウム含有軟膏(アクトシン®軟膏) 推奨グレードB

　血管新生促進，肉芽形成促進，表皮形成促進作用を持ち，基剤は水溶性のマクロゴールである．広範囲熱傷創面に本剤を大量に使用し，利尿作用や嘔吐などのブクラデシンナトリウムを全身的投与した場合と同様の症状が出現したとの報告がある．また，外用により血中濃度が上昇し，一定期間維持されることも報告されており[19]，広範囲使用では注意する．我々は，メッシュ状，パッチ状植皮間の上皮化を促す目的や，比較的小範囲の熱傷潰瘍に対して表皮形成促進目的に使用することが多い．

• トレチノイントコフェリル軟膏(オルセノン®軟膏0.25％)

　熱傷を含む皮膚潰瘍に対してリゾチーム塩酸塩軟膏やベンダザック軟膏とのランダム化比較試験で有用性が示されている乳剤性基剤性軟膏である[20]．ただし，添付文書で，「新鮮熱傷に対しては他の適切な療法を考慮する」となっている．

• リゾチーム塩酸塩軟膏(リフラップ®軟膏5％) 推奨グレードA

　卵白アレルギーの患者には禁忌である乳剤性基剤軟膏である．リゾチーム塩酸塩を外用した症例集積研究で[21]，Ⅱ度熱傷における有用性が示されている．しかし，深達性Ⅱ度熱傷の陳旧例(受傷後5日以降の外用開始例)では，肉芽形成が過剰となり上皮化が遷延する可能性が指摘されている．

• 白糖・ポビドンヨード配合軟膏(ユーパスタコーワ®軟膏) 推奨グレードA

• カデキソマー・ヨウ素軟膏(カデックス®軟膏)

　白糖・ポビドンヨード配合軟膏は白糖による創傷治癒作用とポビドンヨードによる殺菌作用を有している．ラット熱傷潰瘍モデルや，熱傷潰瘍を含む皮膚潰瘍に対して行ったソルコセリル®軟膏との比較試験において，同等もしくは優れた結果を得たとの報告がある[22,23]．カデキソマー・ヨウ素軟膏は抗菌効果と壊死除去効果を併せもっている．これらの軟膏は感染創や浸出液の多い慢性期の熱傷潰瘍には使用してもよい．しかし，潰瘍面からのヨード吸収と殺菌作用による創傷治癒阻害の可能性を考慮し広範囲熱傷や新鮮熱傷にはあまり推奨しない．(ユーパスタコーワ®軟膏は添付文書で新鮮熱傷への適応はない．)

まとめ

　熱傷に適応のある代表的な外用剤の使い方について報告した．最も重要なことは，深達度，面積，部位，年齢などを考慮し，受傷後，経時的に変化する創部の状態に応じて外用薬を適宜選択することである．有害事象が生じた際や，熱傷創面の状況が変化した際には外用薬の変更を躊躇しない．また，保存的加療に固執せず，熱傷創に応じて外科的加療も検討する．

参考文献

1) 日本熱傷学会学術委員会(編)：熱傷診療ガイドライン．2009. http://www.jsbi-burn.org/members/guideline/index.html
2) Pegg, S. P., et al.: Clinical comparison of maphenide and silver sulphadiazine. Scand J Plast Reconstr Surg. 13：95-101, 1979.
　Summary　熱傷潰瘍における細菌数の低下などのスルファジアジン銀の有用性を比較試験で述べた文献．
3) 安西　喬ほか：ブロメライン軟膏の壊死組織に対する影響．形成外科．15：456-462, 1972.
4) 末次敏之ほか：熱傷に対するソルコセリル軟膏の臨床効果—二重盲検法による検討．基礎と臨床．9：2433-2452, 1975.
5) 日本褥瘡学会「褥瘡予防・管理ガイドライン」策定委員会：Nをnにする壊死組織の除去, 褥瘡予防・管理ガイドライン．pp107-113, 照林社, 2009.
6) 樫村　勉ほか：【イチから見直す植皮術】熱傷における植皮術．PEPARS．120：21-28, 2016.
7) 川上善久ほか：【陰圧閉鎖療法の理論と実際】上肢に対する陰圧閉鎖療法—植皮の固定としての陰圧閉鎖療法—．PEPARS．97：39-47, 2015.
8) Tsujimoto, M., et al.: Staphylococcal scalded skin

syndrome caused by burn wound infection in an infant : A case report. Burns Open. **2**：139-143, 2018.
   Summary　熱傷治療中の幼児に発生した SSSS の症例報告．

9) 鶴見純也ほか：ラノリンによる接触皮膚炎を伴った難治性下腿潰瘍の 1 例．臨皮．**60**：914-916, 2006.

10) 川嶋邦裕ほか：外用剤と創被覆材の選択．形成外科 ADVANCE SERIES 熱傷の治療　最近の進歩．p101-111, 克誠堂出版, 2003.

11) 原田輝一：【症例と Q & A で学ぶ最新の熱傷診療】Q & A 知識の確認と最新情報　局所療法　保存的治療．救急・集中治療．**16**：671-674, 2004.

12) Akita, S., et al. : Basic fibroblast growth factor accelerate and improves second-degree burn wound healing. Wound Repair Regen. **16**：635-641, 2008.
   Summary　Ⅱ度熱傷，主に DDB に対する bFGF の治療期間短縮効果と瘢痕の質改善効果を述べた文献．

13) Hayashida, K., et al. : Quality of pediatric second-degree burn wound scars following the application of basic fibroblast growth factor : results of a randomized, controlled pilot study?. Ostomy Wound Manage. **58**：32-36, 2012.
   Summary　小児のⅡ，Ⅲ度手掌熱傷に対する bFGF の瘢痕拘縮および肥厚性瘢痕抑制効果を述べた文献．

14) 塩沢　啓ほか：bFGF による肥厚性瘢痕の抑制効果．形成外科．**52**：543-549, 2009.

15) 小室明人ほか：トラフェルミン（フィブラストスプレー®）を用いたⅡ度熱傷創の治療．熱傷．**35**：27-39, 2009.

16) 藤原　修ほか：新鮮深達性Ⅱ度熱傷創の bFGF 製剤による局所治療の経験．熱傷．**34**：29-37, 2008.

17) 黒川正人ほか：Ⅱ度熱傷に対する水疱内 bFGF 注入療法と bFGF 噴霧後ハイドロゲル被覆療法の効用．熱傷．**35**：21-26, 2009.

18) 今村貞夫ほか：G-511 軟膏の褥瘡・皮膚潰瘍に対する臨床試験―塩化リゾチーム軟膏を対照とした電話法による無作為割付け比較試験―．臨医薬．**10**：127-147, 1994.

19) 伊東陽子ほか：ブクラデシンナトリウム含有軟膏の熱傷創面からの吸収．熱傷．**24**：13-21, 1998.

20) 大浦武彦ほか：L-300 軟膏の皮膚潰瘍に対する臨床的有用性の検討―ベンダザック軟膏を対照薬とした Controlled Comparative Study―．臨医薬．**7**：437-456, 1991.

21) 川上重彦ほか：Ⅱ度熱傷創に対するリゾチーム軟膏の臨床効果．熱傷．**15**：109-117, 1989.

22) 江藤義則ほか：ラット皮膚熱傷潰瘍モデルに対する KT-136 の治癒作用．薬理と治療．**19**：3835-3841, 1991.

23) KT-136 皮膚潰瘍比較試験研究班：白糖・ポビドンヨード配合軟膏(KT-136；KT)の皮膚潰瘍に対するソルコセリル軟膏(SS-094 軟膏；SS)との比較臨床試験―テレフォン法による Controlled Study―．薬理と治療．**17**：1789-1813, 1989.

化粧医学

―リハビリメイクの心理と実践―

好評

編著　かづきれいこ
（REIKO KAZKI 主宰）

皮膚科、形成外科、眼科、歯科、婦人科、精神科、さらに看護の現場などで活躍！

様々なシーンで QOL 向上に適応があるリハビリメイク。執筆陣である各診療科医師の詳細な症例解説と、症例の病態・背景を考慮したかづきれいこのメイク実践のコラボレーションで、リハビリメイクをより深く学べる1冊！

2018年2月発売　B5判　144頁　オールカラー
定価（本体価格 4,500 円＋税）

皮膚科、形成外科、眼科、歯科、婦人科、精神科など多くの臨床現場で活かせる！
QOL 向上のためのリハビリメイクという選択肢
全日本病院出版会

Contents

I　【基礎編】まずは知りたい！リハビリメイクとは
　　リハビリメイクとは

II　【カウンセリング編】患者との向き合い方
　　カウンセリングのやり方の基礎

III　【実践編】さぁリハビリメイクを始めよう！
　Step 0　リハビリメイクを始めよう
　Step 1　スキンケア
　Step 2　血流マッサージ
　Step 3　かづき・デザインテープ
　Step 4　肌づくり①
　Step 5　肌づくり②
　Step 6　肌づくり③
　Step 7　眉メイク
　Step 8　アイメイク
　Step 9　リップ
　完　成
　〈化粧直し法〉

IV　【疾患編】疾患別リハビリメイク
　＜皮膚疾患＞
　　総　論　顔面にみられる炎症性皮膚疾患
　　　　　　―メイクアップ指導の重要性を含めて―
　　実践編　皮膚疾患に対するリハビリメイク
　＜あ　ざ＞
　　総　論　あざの治療
　　実践編　あざに対するリハビリメイク

＜熱　傷＞
　総　論　熱傷・熱傷後瘢痕の治療
　実践編　熱傷後瘢痕に対するリハビリメイク
＜挫　創＞
　総　論　挫創、切創の治療
　実践編　挫創に対するリハビリメイク
＜口唇裂＞
　総　論　口唇裂の治療
　実践編　口唇裂の手術後瘢痕に対するリハビリメイク
＜婦人科がん＞
　総　論　婦人科がん治療中の顔貌変化と心理
　実践編　婦人科がん治療中の顔貌変化に対する
　　　　　リハビリメイク
＜悪性腫瘍切除後の頭頸部再建＞
　総　論　頭頸部の悪性腫瘍後切除後の再建
　実践編　再建術後瘢痕に対するリハビリメイク
＜顔面神経麻痺＞
　総　論　顔面神経麻痺に対する美容再建
　実践編　顔面神経麻痺に対するリハビリメイク
＜眼瞼下垂・眼瞼痙攣＞
　総　論　眼瞼下垂・眼瞼痙攣
　実践編　眼瞼下垂・眼瞼痙攣に対するリハビリメイク
＜女性の疾患＞
　総　論　性差を考慮した医療の実践の場：女性外来
　実践編　更年期症状にに対するリハビリメイク

V　メンタルケアの重要性
　　ボディイメージ―自己と他者を隔てているもの―

全日本病院出版会　〒113-0033　東京都文京区本郷 3-16-4　Tel：03-5689-5989
http://www.zenniti.com　Fax：03-5689-8030

◆特集/外用薬マニュアル―形成外科ではこう使え！―
褥瘡における外用薬の使い方

吉本　浩[*1]　田中克己[*2]

Key Words：褥瘡(pressure ulcer, decubitis)，外用薬(topical agent)，スキンケア(skin care)，DESIGN-R®

Abstract　褥瘡は，様々な要因で体表の一部に持続的な力が加わり，局所の血流が悪化し発生する．褥瘡の治療は，まず褥瘡の評価を行う．褥瘡の大きさと深さ，滲出液の量，感染，壊死組織およびポケットの有無，肉芽増生の状態を観察して創部の状態に応じた外用薬を選択するが，外用薬の主薬だけでなく，基剤の種類も考慮しなければならない．また，褥瘡周囲のスキンケアも治療の成果を左右する重要な因子である．褥瘡治療を行うと同時に，褥瘡の原因を考え，その対策を行わないと褥瘡は改善せず，悪化する危険性もあり，多職種間でチームを組み，取り組む必要がある．
　日本褥瘡学会が作成した DESIGN-R®，褥瘡予防・管理ガイドライン(第4版)は褥瘡の予防から，治療，ケアなど，褥瘡に関することが幅広く網羅され，非常に有効なツールであり，本稿も，これをもとに解説した．

はじめに

　褥瘡とは，体表の一部に持続的な力が加わり局所の血流が悪化し，キズができることである．しかし褥瘡の原因は単なる圧力だけでなく，摩擦やズレなどでも生じ，低栄養，病的骨突出，寝たきり，糖尿病などの危険因子がある場合は褥瘡になりやすい．したがって褥瘡の治療を行う際は局所管理だけでなく，褥瘡が生じた原因を考え，その対策を行いながら治療を行わなければならない．

褥瘡への外用薬使用の前にするべきこと

　褥瘡が発生した場合，全身状態とケアの再評価を行い，褥瘡の治療を進めていかなければならない．
　全身状態の評価としては，栄養状態，基礎疾患，褥瘡部の感染状態を評価し，必要であれば栄養管理や栄養サポートチームの介入，基礎疾患の治療などを行う．
　ケアの再評価として，患者の日常生活動作の評価や体圧測定などを行い，適切なポジショニングと体圧分散寝具の選択，体位変換スケジュールの作成，リハビリ治療などを行う．褥瘡治療には患者の協力が必要なので，患者および家族への教育を行う．スキンケアは褥瘡の発生予防だけでなく，褥瘡の悪化を防ぐためにとても重要である．
　褥瘡部の消毒は通常必要ではなく洗浄だけで十分だが，明らかな感染創に対しては洗浄前にポビドンヨードによる消毒を行ってもよいとされている[1)]．褥瘡部の洗浄は生理食塩水あるいは水道水で十分に行い，細菌量を減らし，外用薬が残らないように愛護的に行う．

外用薬を効果的に使用するためのスキンケア

　表皮は皮膚の表面にあり，表皮の外側は角質層である．角質層は層状に堆積した角質細胞と角質

[*1] Hiroshi YOSHIMOTO，〒852-8501　長崎市坂本1丁目7番1号　長崎大学医学部形成外科，病院講師
[*2] Katsumi TANAKA，同，教授

表 1. DESIGN® 褥瘡重症度分類用(一部改訂)

Depth 深さ(創内の一番深いところで評価する)			
d	真皮までの損傷	D	皮下組織から深部
Exudate 滲出液(ドレッシング交換の回数)			
e	1日1回以下	E	1日2回以上
Size 大きさ[長径(cm)×短径(cm)](持続する発赤の場合も皮膚損傷に準じて評価する)			
s	100 未満	S	100 以上
Inflammation/Infection 炎症/感染			
i	局所の感染兆候なし	I	局所の感染兆候あり
Granulation 肉芽組織(良性肉芽の割合)			
g	50%以上(真皮までの損傷時も含む)	G	50%未満
Necrotic tissue 壊死組織(壊死組織の有無)			
n	なし	N	あり
Pocket ポケット(ポケットの有無)		-P	あり

©日本褥瘡学会/2013

部位[仙骨部,坐骨部,大転子部,踵骨部,その他(　　　　)]

細胞間脂質から構成される．角質の表面は，皮脂と汗などからなる皮脂膜で覆われており，弱酸性を保っている．これらの働きにより外部からの異物などの侵入と水分の過剰な蒸散を防いで，皮膚のバリア機能を保っている．

皮膚のバリア機能が低下すると，びらんや細菌感染が生じやすくなる．例えば，高齢になると皮脂が減少するので皮脂膜が不足し乾燥肌になる．また，多量の発汗，おむつの重ねての着用，尿や便失禁などにより過剰な湿潤環境が続くと，角質細胞が膨張し隙間ができ，皮膚が浸軟する．尿失禁は皮膚を浸軟させるだけでなく，尿は皮膚をアルカリ性に傾け，化学的刺激を加える．便は消化酵素や腸内細菌を含んでおり，皮膚障害が強い．浮腫になると皮膚損傷を受けやすくなる．

皮膚を洗浄することは，皮膚のバリア機能を維持し，皮膚を清潔に保つことに有用である．褥瘡が発生した周囲の皮膚は創からの滲出液や細菌に曝されており，洗浄して，皮膚のバリア機能を保つことは，褥瘡周囲皮膚から上皮化を促進し褥瘡治癒のためにも非常に重要である[2]．褥瘡予防・管理ガイドラインでも，褥瘡周囲皮膚を弱酸性洗浄剤による洗浄を行ってもよい(推奨度C1)となっている[3]．洗浄剤の主成分は界面活性剤で洗浄とともに皮脂も除去されるので，皮脂の損失が少ない弱酸性洗浄剤が推奨されている．洗浄剤はよく泡立てて強く擦らず，十分に洗い流す．洗浄後は保湿剤を塗布し，皮膚が乾燥するのを防ぐ．尿や便失禁あるいは褥瘡からの滲出液が多い場合は，皮膚保護剤を使用する．真菌感染が疑われる場合は，検査を行い，真菌外用剤を塗布する．

褥瘡の評価と外用薬の適用

褥瘡の評価には，日本褥瘡学会が2002年に提唱したDESIGN®がほとんどの病院で使用されており，「重症度分類用」と「経過評価用」の2種類がある(表1，2)．「重症度分類用」により，褥瘡の評価と治療方針を決定し「経過評価用」にて治療の評価を行う．DESIGN®はDepth(深さ)，Exudate(滲出液)，Size(大きさ)，Inflammation/Infection(炎症/感染)，Granulation(肉芽組織)，Necrotic tissue(壊死組織)の頭文字を組み合わせて命名され，ポケットがある場合は「-P」を付ける．「経過評価用」は各項目の点数を合計して重症度を評価し，合計数が少なくなれば褥瘡は改善していると判断される．「経過評価用」は2013年に改訂されたDESIGN-R®が使用されており，経過だけでなく重症度も評価できるようになった．DESIGN-R®ではDepth(深さ)は創の状態を評価するもので重症度の改善の目安にならないから合計点には

表 2. DESIGN-R® 褥瘡経過評価用

						月日	/	/	/	/	/	/
Depth 深さ 創内の一番深い部分で評価し，改善に伴い創底が浅くなった場合，これと相応の深さとして評価する													
d	0	皮膚損傷・発赤なし	D	3	皮下組織までの損傷								
	1	持続する発赤		4	皮下組織を越える損傷								
	2	真皮までの損傷		5	関節腔，体腔に至る損傷								
				U	深さ判定が不能の場合								
Exudate 滲出液													
e	0	なし	E	6	多量：1日2回以上のドレッシング交換を要する								
	1	少量：毎日のドレッシング交換を要しない											
	3	中等量：1日1回のドレッシング交換を要する											
Size 大きさ 皮膚損傷範囲を測定：[長径(cm)×長径と直交する最大径(cm)]*3													
s	0	皮膚損傷なし	S	15	100以上								
	3	4未満											
	6	4以上 16未満											
	8	16以上 36未満											
	9	36以上 64未満											
	12	64以上 100未満											
Inflammation/Infection 炎症/感染													
i	0	局所の炎症徴候なし	I	3	局所の明らかな感染兆候あり(炎症徴候，膿，悪臭など)								
	1	局所の炎症徴候あり(創周囲の発赤，腫脹，熱感，疼痛)		9	全身的影響あり(発熱など)								
Granulation 肉芽組織													
g	0	治癒あるいは創が浅いため肉芽形成の評価ができない	G	4	良性肉芽が，創面の10%以上50%未満を占める								
	1	良性肉芽が創面の90%以上を占める		5	良性肉芽が，創面の10%未満を占める								
	3	良性肉芽が創面の50%以上90%未満を占める		6	良性肉芽が全く形成されていない								
Necrotic tissue 壊死組織 混在している場合は全体的に多い病態をもって評価する													
n	0	壊死組織なし	N	3	柔らかい壊死組織あり								
				6	硬く厚い密着した壊死組織あり								
Pocket ポケット 毎回同じ体位で，ポケット全周(潰瘍面も含め) [長径(cm)×短径*1(cm)]から潰瘍の大きさを差し引いたもの													
p	0	ポケットなし	P	6	4未満								
				9	4以上16未満								
				12	16以上36未満								
				24	36以上								
					合 計*2								

部位[仙骨部，坐骨部，大転子部，踵骨部，その他(　　　　　)]　　　　　　　　　　　　　©日本褥瘡学会/2013

*1："短径"とは"長径と直交する最大径"である
*2：深さ(Depth：d, D)の得点は合計には加えない
*3：持続する発赤の場合も皮膚損傷に準じて評価する

表 3. 褥瘡に用いる主な外用剤

商品名	主薬	基剤の特徴	主な作用
壊死組織除去作用			
カデックス®軟膏	ヨウ素	吸水：水溶性	殺菌と壊死組織除去作用
デブリサン®ペースト	デキストラノマー	吸水：水溶性	壊死組織と細菌を吸収
ブロメライン®軟膏	ブロメライン	吸水：水溶性	タンパク分解酵素
ゲーベン®クリーム	スルファジアジン銀	補水：O/W 型乳剤性	基剤の補水作用により壊死組織が融解
殺菌作用			
ゲーベン®クリーム	スルファジアジン銀	補水：O/W 型乳剤性	幅広い殺菌作用，特に緑膿菌に強い抗菌効果
カデックス®軟膏	ヨウ素	吸水：水溶性	殺菌と壊死組織除去作用
ユーパスタコーワ軟膏	ポビドンヨード	吸水：水溶性	殺菌と肉芽形成作用
ヨードコート®軟膏	ヨウ素	吸水：水溶性	殺菌作用
肉芽・上皮形成			
フィブラスト®スプレー	トラフェルミン	―	肉芽と上皮形成促進，血管新生
プロスタンディン®軟膏	アルプロスタジル アルファデクス	保湿：油脂性	肉芽と上皮形成促進，血管新生
アクトシン®軟膏	ブクラデシンナトリウム	吸水：水溶性	肉芽と上皮形成促進，血管新生
オルセノン®軟膏	トレチノイン トコフェリル	補水：O/W 型乳剤性	肉芽形成促進，血管新生
リフラップ®軟膏	リゾチーム塩酸塩	保湿：W/O 型乳剤性	上皮形成促進と線維芽細胞増殖
その他			
亜鉛華軟膏	酸化亜鉛	保湿：油脂性	創面保護作用，抗炎症作用
アズノール®軟膏	ジメチルイソプロピルアズレン	保湿：油脂性	創面保護作用，抗炎症作用

付け加えない．各項目を評価し，褥瘡の状態に応じた外用剤の選択を行う．

近年，様々なドレッシング材が開発および商品化され使用されているが，外用薬との使い分けに関しては，明確なエビデンスはない．しかし，感染あるいは壊死組織がある褥瘡はドレッシング材より外用薬が使用されることが多い．

外用薬使用における注意点

褥瘡部を適度な湿潤環境に保つことは創傷治癒促進に必要であり，過度の滲出液は周囲皮膚バリア機能を破壊し，褥瘡を悪化させることもある．したがって，滲出液のコントロールが重要になり，滲出液の量を把握し，適切な基剤の外用薬を選択しないといけない．外用薬は漫然と使用せずに，褥瘡および周囲皮膚の状態を定期的に観察し，創の改善や悪化の有無を判断し，外用薬の継続，変更および中止を検討しなければならない．

褥瘡に用いられる外用薬

外用薬は主薬と基剤および添加物で構成されている．褥瘡で使用する外用薬の主薬の作用は，殺菌作用，壊死組織除去作用，肉芽形成作用，上皮形成作用が挙げられる（表 3）．褥瘡の状態に応じて主薬を選択する．基剤は，油脂性基剤（保湿，創面保護作用），W/O(Water in Oil)型乳剤性基剤（保湿，創面保護作用），O/W(Oil in Water)型乳剤性基剤（補水作用），水溶性基剤（吸水作用）がある．

1．褥瘡発生直後に用いられる外用薬

褥瘡発生直後は局所に強い炎症反応が生じ，発赤，紫斑，水疱，びらん，浅い潰瘍など様々な状態を認め，深部損傷の程度がわかりにくい．したがって適度な湿潤環境を保ち創面保護作用がある油脂性基剤の白色ワセリン，酸化亜鉛（亜鉛華軟膏），ジメチルイソプロピルアズレン（アズノール®軟膏 0.033％）などを使用する．感染を伴う場合はスルファジアジン銀（ゲーベン®クリーム 1％）を

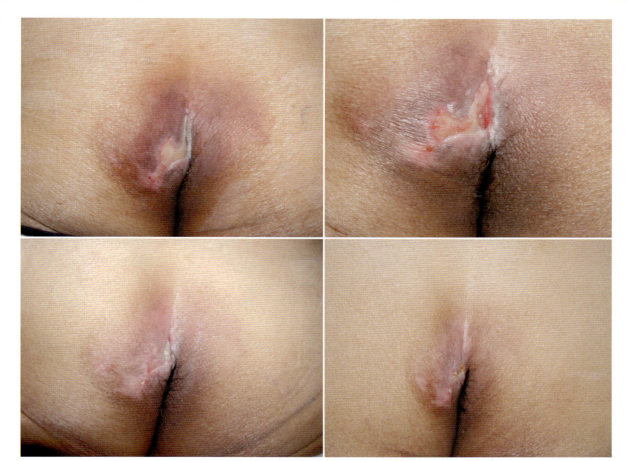

a	b
c	d

図 1. 68 歳，男性．仙骨部褥瘡
a：治療前．真皮までの浅い褥瘡を認める．
b：アクトシン®軟膏使用後 1 週
c：アクトシン®軟膏使用後 3 週．褥瘡の縮小を認める．
d：アクトシン®軟膏使用後 5 週．創閉鎖を認める．

使用する．病態が変わりやすいので，適宜創の観察と外用薬の選択を行う．酸化亜鉛は局所収斂作用，保護作用および緩和な防腐作用があり，炎症を抑え組織修復を促進する．ジメチルイソプロピルアズレンは抗炎症作用，抗浮腫作用および創傷治癒促進作用があるが作用は弱い．スルファジアジン銀は銀による殺菌作用がある．

深部損傷褥瘡(DTI；Deep Tissue Injury)とは圧やズレによって深部で軟部組織の損傷や壊死が生じているが，体表では皮膚が茶褐色などに変色しているのみで損傷がみられない病態で，時間が経過すると深い褥瘡となることがある．

発生直後は酸化亜鉛，ジメチルイソプロピルアズレンなどを使用するが，毎日創を観察するために外用薬を使用せずフィルムドレッシング材を貼付することが多い．

2．浅い褥瘡に用いられる外用薬

発赤や紫斑に対しては酸化亜鉛やジメチルイソプロピルアズレンなどを使用するが，観察がしやすいフィルムドレッシング材を使用することが多い．水疱も同様に水疱膜保護のためにフィルムドレッシング材を使用することが多い．外用薬を使用する時は油脂基剤の軟膏を使用する．水疱は破らず温存し，緊満した時は穿刺し水疱膜を温存するが，内容物が混濁している場合は，水疱膜を切除する．びらんや浅い潰瘍に対しては，創部の感染徴候がないことを確認して，酸化亜鉛，ジメチルイソプロピルアズレンや上皮形成促進作用があ

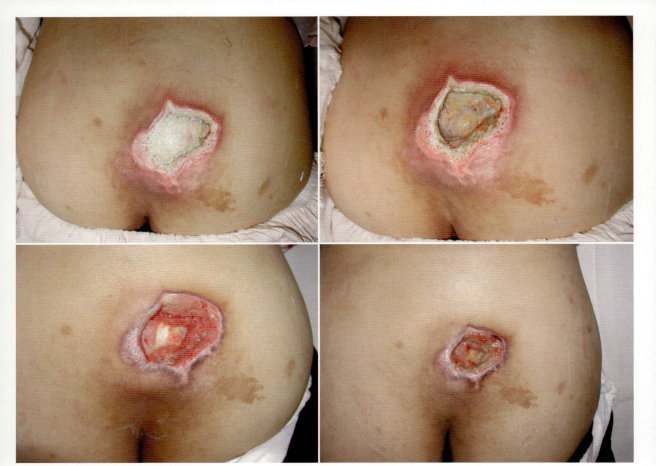

図 2. 30 歳代，女性．仙骨部褥瘡
a：初診時．壊死組織を認める．
b：初診時．ベッドサイドで外科的デブリードマンを行い，ゲーベン®クリームを開始した．
c：治療開始後 10 日．壊死組織はなく，肉芽増生も認めプロスタディン®軟膏へ変更した．
d：治療開始後 15 日．褥瘡は縮小し肉芽増生良好である．その後，治療開始後 4 週にワセリンに変更している．

|a|b|
|c|d|

るアルプロスタジルアルファデクス（プロスタンディン®軟膏 0.003%），ブクラデシンナトリウム（アクトシン®軟膏 3%）およびリゾチーム塩酸塩（リフラップ®軟膏 5%）などを使用する（図 1）．

アルプロスタジルアルファデクスはプロスタグランジン E_1 が主薬でプラスチベース（油脂性）が基剤である．血管新生作用，肉芽および表皮形成促進作用などがある[4]．ブクラデシンナトリウムはサイクリック AMP の誘導体で血管新生作用，肉芽および表皮形成促進作用などがある．基剤がマクロゴール（水溶性）なので，滲出液が多い時でも使用しやすい[5]．リゾチーム塩酸塩は表皮および線維芽細胞増殖促進作用がある．基剤は W/O 型乳剤性基剤で卵白アレルギーの患者には禁忌である．

3．壊死組織がある褥瘡に用いられる外用薬

褥瘡に壊死組織がある場合は基本的に外科的デブリードマンを行う．ベッドサイドでメスや剪刃などで底部に少し壊死組織を残すぐらい切除すると出血がなく，残った壊死組織を外用薬で除去しやすくなる（図 2）．また，壊死組織が硬い場合は，メスで割を入れると外用薬が浸透しやすくなる．壊死組織除去にはカデキソマー・ヨウ素（カデックス®軟膏 0.9%），デキストラノマー（デブリサン®ペースト），ブロメライン（ブロメライン®軟膏 5 万単位/g），スルファジアジン銀などを使用する．

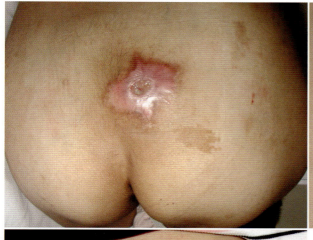
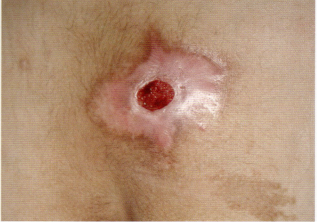
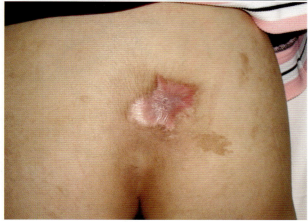

図 2. つづき
e：治療開始後 7 週．褥瘡は縮小しているが表面に壊死組織を認め，ベッドサイドで外科的デブリードマンを行った．
f：外科的デブリードマン直後の状態である．
g：治療開始後 7 週で治癒した．

　カデキソマー・ヨウ素は，カデキソマーの壊死組織除去作用がある[6]．デキストラノマーは滲出液，壊死組織，細菌を吸収し，それを洗浄除去することで創面を清浄化する．ブロメラインは蛋白分解酵素で壊死組織を分解する．局所刺激性があり創周囲の健常組織に触れないように塗布する必要がある．スルファジアジン銀は O/W 型乳剤性基剤により壊死組織の融解を生じることで作用する．

4．感染を伴う褥瘡に用いられる外用薬

　褥瘡に感染を伴った場合は，創培養を行う．
　周囲軟部組織に炎症が波及したり，排膿が多く炎症が強い場合などは抗菌薬の全身投与を行う．褥瘡部には殺菌作用を有するスルファジアジン銀，カデキソマー・ヨウ素，ポビドンヨード・シュガー（ユーパスタコーワ軟膏），ヨウ素軟膏（ヨードコート®軟膏 0.9%）などを使用する．
　スルファジアジン銀は銀による幅広い殺菌作用があり，基剤による補水作用があるので，乾燥した褥瘡に適している[7]．カデキソマー・ヨウ素はヨウ素の殺菌作用とカデキソマーの滲出液吸収と壊死組織除去作用を有し，水分保持能力が高い．ポビドンヨード・シュガーはポビドンヨードの殺菌作用と精製白糖の滲出液吸収，肉芽形成作用を有し，創を清浄化させる．ヨウ素軟膏は基剤が滲出液を吸収するとヨウ素を放出しゲル化する．水分保持能力が高い．

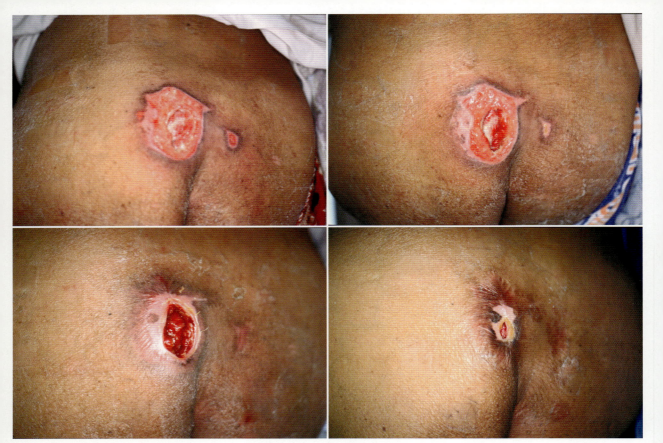

図 3. 61 歳，男性．仙骨部褥瘡
a：皮下組織まで褥瘡を認める．壊死組織はなく肉芽組織を認める．フィブラスト®スプレーを開始した．
b：フィブラスト®スプレー使用後 1 週，褥瘡の縮小を認める．
c：フィブラスト®スプレー使用後 4 週，褥瘡の縮小と上皮化の進行を認める．
d：フィブラスト®スプレー使用後 10 週，さらに褥瘡の縮小と上皮化の進行を認める．

a|b
c|d

5．肉芽形成や創の縮小に用いられる外用薬

肉芽形成を促進させる場合は，トラフェルミン（フィブラスト®スプレー），トレチノイン トコフェリル（オルセノン®軟膏 0.25%），ポビドンヨード・シュガー，アルプロスタジルアルファデクス，ブクラデシンナトリウムおよびリゾチーム塩酸塩などを使用する（図 3）．トラフェルミンはヒト塩基性線維芽細胞増殖因子が主成分で血管新生，肉芽形成促進および表皮形成促進作用を有する．液体なので噴霧後，他の外用薬やドレッシング材が必要となる[8]．トレチノイン トコフェリルは血管新生と肉芽形成促進作用を示す．O/W 型乳剤性基剤で補水作用があるので，乾燥した褥瘡に適している．肉芽形成が十分で創の縮小を図る場合は，アルプロスタジルアルファデクス，トラフェルミン，ブクラデシンナトリウム，ポビドンヨード・シュガーなどを使用する．

6．ポケットに用いられる外用薬

ポケットがある褥瘡では，ポケット切開や局所陰圧閉鎖療法が行われることが多い．外用薬は滲出液が多い時はポビドンヨード・シュガー，滲出液が少ない時はトラフェルミン，トレチノイン トコフェリルなどを使用する．

褥瘡手術前後に用いられる外用薬

保存的治療に反応しない皮下組織より深い褥瘡

は外科的再建術を行うことがあるが，褥瘡発生の原因が取り除かれていない場合は，容易に再発するので，手術の適用は慎重に検討する．褥瘡の手術前は，褥瘡の状態にもよるが感染のコントロールが重要となるので，殺菌作用のある外用薬を使用することが多い．

褥瘡の手術はデブリードマン後に筋膜弁皮弁や筋皮弁などで再建することが多く，手術創のドレッシングはガーゼやフィルム材を使用することが多く外用薬はあまり使用しない．

参考文献

1) National Pressure Ulcer Advisory Panel, European Pressure Ulcer Advisory Panel, Pan Paciffic Pressure Injury Alliance：Prevention and trestment of pressure ulcers：clinical practice guideline. National Pressure Ulcer Advisory Panel. Washington DC, 2014.
2) Konya, C.：Does the use of a cleanser on skin surrounding pressure ulcers in older people promote healing?. J Wound Care. 14(4)：169-171, 2005.

Summary　褥瘡周囲皮膚の洗浄を生理食塩水使用群と弱酸性洗浄剤使用群とで治癒期間を比較した調査を行い，弱酸性洗浄剤使用群が早く治癒していた．

3) 日本褥瘡学会教育委員会改訂委員会：褥瘡予防・管理ガイドライン(第4版)．褥瘡会誌．17(4)：487-557，2015.
4) 今村貞夫ほか：G-511軟膏の褥瘡・皮膚潰瘍に対する臨床試験　塩化リゾチーム軟膏を対照とした電話法による無作為割付け比較試験．臨医薬．10(1)：127-147，1994.
5) 新村眞人ほか：褥瘡・皮膚潰瘍に対するDT-5621(ジブチルサイクリックAMP含有軟膏)の臨床効果検討．薬理と治療．18(7)：2757-2770，1990.
6) 石橋康正ほか：各種皮膚潰瘍に対するNI-009の臨床評価　デブリサン(R)を対照薬とした群間比較試験　臨床医薬．6(4)：785-816，1990.
7) 由良二郎ほか：Silver sulfadiazine(T107)の褥瘡，慢性皮膚潰瘍に対する臨床評価，二重盲検法によるplaceboとの比較試験．CHEMOTHERAPY．32(4)：208-222，1984.
8) Robson, M. C., et al.：The safety and effect of topically applied recombinant basic fibroblast growth factor on the healing of chronic pressure sores. Ann Surg. 216(4)：401-408, 1992.

スキルアップ！ニキビ治療実践マニュアル

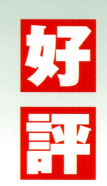
好評

編集
赤松　浩彦
藤田保健衛生大学医学部教授

2015年5月発行
本体 5,200円＋税
B5判　154ページ
オールカラー

アダパレン外用による保険診療から，レーザー治療による自由診療，さらに患者に対する洗顔やメイクアップ指導の実際などについて項目別に詳説．2015年春に保険診療で使用可能となった過酸化ベンゾイルの最新トピックも含め，実臨床で役立つニキビ治療のエッセンスを余すことなく解説した実践書となっております．

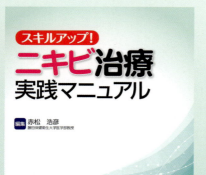

目次

《ニキビと診断するにあたって》
1．ニキビ（尋常性痤瘡）の臨床と診断 …………… 赤松　浩彦
2．ニキビ（尋常性痤瘡）と鑑別すべき代表的な疾患
　1）集簇性痤瘡の臨床，診断と治療法 …………… 黒川　一郎
　2）酒皶の臨床，診断と治療法 …………………… 山崎　研志
　3）新生児痤瘡の臨床，診断と治療法 …………… 五十嵐敦之
　4）マラセチア毛包炎の臨床，診断と治療法 …… 清　　佳浩
　5）ニキビダニ痤瘡（毛包虫性痤瘡）の臨床，診断と治療法 …… 常深祐一郎

《ニキビと診断できれば》
3．発症機序を理解する ………………………………… 黒川　一郎
4．本邦で可能なニキビ治療を知る ……………… 吉田　朋之，林　伸和
5．保険診療と自由診療
　【保険診療で何ができる？】
　1）アダパレン単独による外用療法をどう使う？ …… 谷岡　未樹
　2）抗菌薬単独による外用，内服療法をどう使う？ …… 渡辺　晋一
　3）漢方薬の内服療法をどう使う？ ……………… 小林　裕美
　4）併用療法をどう使う？ ………………………… 小林　美和
　【自由診療で何ができる？】
　1）自由診療を行うときの注意点とコツ ………… 長濱　通子
　2）ケミカルピーリングをどう使う？ …………… 山本　有紀
　3）光線治療・PDTをどう使う？ ………………… 坪内利江子
　4）レーザー治療をどう使う？ …………………… 川田　暁
　5）経口避妊薬をどう使う？ ……………………… 相澤　浩
　6）ビタミン薬外用療法をどう使う？ …………… 池野　宏
6．治療抵抗性のニキビへのアプローチ(1)座瘡瘢痕/ケロイド …… 須賀　康
7．治療抵抗性のニキビへのアプローチ(2)大人のニキビ …… 相澤　浩
8．患者への説明
　1）化粧品をどう使う？（スキンケアからメイクアップまで）…… 白髭　由恵
　2）ニキビの悪化因子は？（食事，睡眠，メンタル面，掻破行動，自己治療など）…… 小林　美咲
9．過酸化ベンゾイルに秘められた可能性 ………… 野本真由美
10．医師-患者関係の上手な築き方 ………………… 丸口　幸也
11．ニキビ治療における医師とコメディカルの役割分担 …… 関　太輔
　コラム　日本痤瘡研究会の立ち上げと今後 …… 林　伸和
　コラム　"アクネ/acne"という語の語源について …… 赤松　浩彦，朝田　康夫

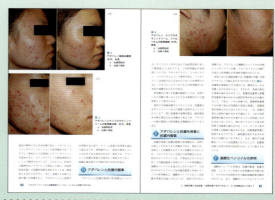

全日本病院出版会　〒113-0033　東京都文京区本郷3-16-4　Tel：03-5689-5989
http://www.zenniti.com　　　　　　　　　　　　　　　　　Fax：03-5689-8030
おもとめはお近くの書店または弊社ホームページまで！

◆特集/外用薬マニュアル―形成外科ではこう使え!―

難治性足潰瘍における外用薬の使い方

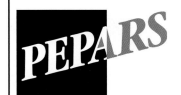

木村　中*

Key Words：難治性足潰瘍(chronic foot ulcers)，動脈閉塞性足潰瘍(foot ulcer associated with arterial occlusion)，糖尿病性潰瘍(diabetic ulcer)，静脈うっ滞性潰瘍(venous leg ulceration)，膠原病性潰瘍(ulcer associated with connective tissue disease)

Abstract　難治性足潰瘍での診療で使用する外用薬について，自験例を提示しながら解説する．現在，難治性潰瘍に対する治療法が進化しており，外用薬だけで治療することは難しくなっている．創傷被覆材，陰圧閉鎖療法などを潰瘍の状態に応じて適応することが大切である．また，足潰瘍の原因となっている疾患に対する治療を優先することも念頭に置かなければならない．局所治療の基本は褥瘡の場合と同じで，適度な湿潤状態を保ちながら創部を保護することである．外用薬としては，創面の保護効果の強いワセリンなどの油脂性基剤の軟膏を使用することが多い．外用薬を使用する際には，ガーゼで創を覆う必要があるが，ガーゼは乾燥すると創面に固着し，交換する時に創面を傷つける危険性があり，また痛みを伴い患者に対して優しくない．非固着性のガーゼ(メロリン®ガーゼ)を使用するなどの工夫が必要である．

　難治性足潰瘍での診療で使用する外用薬について，自験例を提示しながら解説する．創傷を治療する際には外用薬を使用することは以前から行われている方法であるが，近年は創傷被覆材が数多く，また，多様な種類が開発されてきており，筆者の施設でも外用薬だけで治療していくことは少なくなってしまっている．さらに，2010年からは陰圧閉鎖療法が保険適用になり，難治性潰瘍に対する治療法の変化には目を見張るばかりである．
　2015年に出版された「形成外科診療ガイドライン」では，慢性創傷に対して記載があるのは唯一膠原病性潰瘍に対してだけである[1]．
　本稿で紹介する症例も，決して外用薬だけで治療していったのではなく，創傷被覆材や陰圧閉鎖療法と組み合わせることで，あるいは適切な時期に手術を施行することで治癒に向かっていくことを明記したい．
　まず，皮膚潰瘍を見た際には局所治療を考える前にその潰瘍の発生した原因を探ることが重要である．血流に問題があるのか，血流はあるが感染に起因するのか，不適切な圧迫が原因なのか，静脈うっ滞なのか，見極めることが重要である．局所治療の基本は褥瘡の場合と同じで，適度な湿潤状態を保ちながら創部を保護することである．外用薬としては，創面の保護効果の強いワセリンなどの油脂性基剤の軟膏を使用することが多い．抗生物質含有軟膏は抗生剤の効果は乏しく，耐性菌を生じる危険性があり，強く推奨することはできないが，筆者の施設では基剤の使いやすさを優先して，バシトラシンフラジオマイシン硫酸塩軟膏(バラマイシン®軟膏)やゲンタマイシン硫酸塩軟膏(ゲンタシン®軟膏)，フシジン酸ナトリウム軟膏(フシジンレオ®軟膏)，またそれらを混合した軟膏を使用する．感染を合併した場合には非特異的抗菌活性を有するスルファジアジン銀(ゲーベ

* Chu KIMURA，〒040-8585　函館市本町33-2　函館中央病院形成外科，診療部長

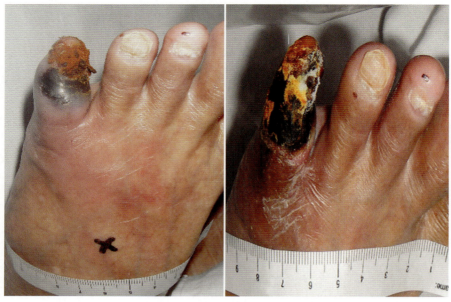

図 1. PADによる左第V趾の壊死
a：周辺の発赤・感染を伴っている
b：カデキソマー・ヨウ素を使用し，乾燥・ミイラ化させた．感染徴候は消失した．

ン®クリーム)やカデキソマー・ヨウ素(カデックス®軟膏)・ポビドンヨードシュガーを使用する．外用薬を使用する際には，ガーゼで創を覆う必要があるが，ガーゼは乾燥すると創面に固着し，交換する時に創面を傷つける危険性があり，また痛みを伴い患者に対して優しくない．非固着性のガーゼ(メロリン®ガーゼ)を使用するなどの工夫が必要である．しかしながら，あえて壊死組織をガーゼに固着させて物理的に除去することを期待してガーゼで覆う場合もあるだろう．外用薬を使用する際にはそれを被覆する素材にも注意を向けるべきである．

難治性足潰瘍の病態を呈するのにはいくつかの原因があり，その原因別にどうして難治性であるかを見極めて外用薬を選択することをお勧めする．

足潰瘍をきたす原因としては，
1．動脈閉塞性
2．糖尿病性
3．静脈うっ滞性
4．膠原病に伴うもの
5．外傷性
6．熱傷
7．褥瘡
などが挙げられる．

そのうち，外傷性・熱傷・褥瘡については他稿で解説されているので，本稿では動脈閉塞性・糖尿病性・静脈うっ滞性・膠原病に伴うもの，について述べる．

動脈閉塞性

末梢動脈疾患(PAD；peripheral arterial disease)によって生じた足潰瘍・壊疽を重症下肢虚血(CLI)と称する．動脈閉塞を原因とした難治性足潰瘍の治療には血行再建が必ず必要である．軟膏外用だけで治癒に至ることは期待できない．軟膏外用療法は補助的な治療となる．血流の悪い足病変では足趾が壊死となることが多い．感染を制御して壊死した足趾をミイラ化させて切断までの待機とする方法を取ることがある(図1)．カデキソマー・ヨウ素(カデックス®軟膏)・ポビドンヨードシュガーを使用すると乾燥状態に誘導することができる．

血行再建に成功して血流が再開されると一気に

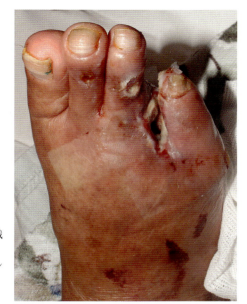

図 2.
糖尿病性足趾壊死
第Ⅳ趾は切断され，創部・第Ⅲ趾には壊死組織がある．
壊死組織除去作用のある軟膏やハイドロジェルの外用で壊死組織を可及的に除去していく．

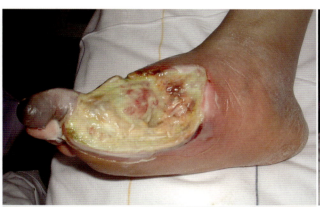

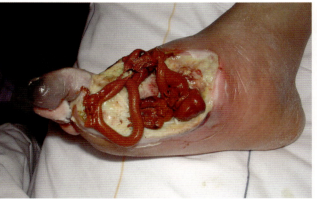

| a | b |
| c | |

図 3.
糖尿病，PAD による足潰瘍
壊死に対して血行再建を行ったところ感染を生じた．感染制御作用のあるカデキソマー・ヨウ素を使用し感染を制御し，壊死した足趾をミイラ化させた．

感染が広がることが多い．その場合には可及的早期に壊死組織をデブリードマンする必要があるが，手術の準備が整うまでの間は感染を制御する目的で，スルファジアジン銀（ゲーベン®クリーム）やカデキソマー・ヨウ素（カデックス®軟膏）・ポビドンヨードシュガーを使用する（図 2，3）．

動脈閉塞性の潰瘍を有する患者は痛みを伴うことが多い．ガーゼ交換の際の痛みを軽減するために，ガーゼは非固着性のものを使用するべきである．

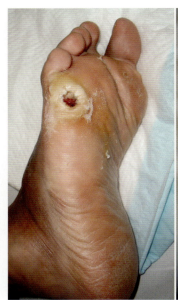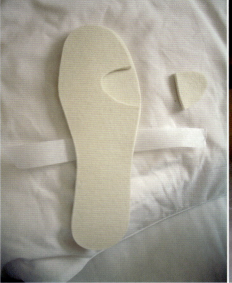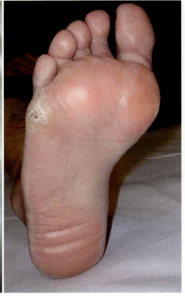

図 4. 糖尿病性足病変　　　　　　　　　　　　　a|b|c

右足第 5 中足骨頭部に深い潰瘍がある．
壊死組織はそれほどないので，肉芽増生効果のある外用剤を使用する．合わせて，フェルトで除圧することで治癒させることができた．

糖尿病性

　糖尿病に伴う難治性足潰瘍は動脈閉塞性のものに比べると痛みが少ない．ベッドサイドでデブリードマンを加えつつ，壊死組織除去作用のあるカデキソマー・ヨウ素(カデックス®軟膏)，デキストラノマー(デブリサン®軟膏)，フィブリノリジン・デオキシリボヌクレアーゼ配合剤(エレース®軟膏)，ブロメライン，スルファジアジン銀(ゲーベン®クリーム)などを使用する(図 3)．外用剤には分類されないもののハイドロジェルを外用剤のように壊死組織に外用すると，壊死組織が浸軟し自然脱落も期待でき，ベッドサイドでのデブリードマンもしやすくなる．

　また，糖尿病性神経障害による知覚障害のために足底の荷重部位に深い潰瘍を生じることもある．その場合は潰瘍部位には壊死組織を伴うことは少なく，潰瘍周囲に角質増生を見る．増生した角質を削りつつ，潰瘍部の肉芽を増生させる作用のある軟膏を使用する．褥瘡局所治療ガイドライン[2]でも肉芽形成促進として推奨されているトレチノイン トコフェリル(オルセノン®軟膏)，塩化リゾチーム(リフラップ®軟膏)，ブクラデシンナトリウム(アクトシン®軟膏)，プロスタグランジン E_1(プロスタンディン®軟膏)を使用することが多い．外用薬の範疇ではないかも知れないが，トラフェルミン(フィブラスト®スプレー)も肉芽増生作用があり推奨される．さらに，局所に集中してかかる圧を分散させるためにフェルトや足底板の使用や，オーダーメードのインソールを作成することも大切である(図 4)．

　さらに，糖尿病性足病変では自律神経障害のために汗腺機能が低下し，乾燥・亀裂を生じやすい[3]．そこから難治性潰瘍に悪化してしまうことがあるので，保湿剤の外用が大切である(図 5)．

静脈うっ滞性

　静脈うっ滞に伴う潰瘍は下腿に見られる．治療の基本は弾性ストッキングや圧迫包帯による静脈うっ滞の改善や手術によって静脈瘤を除去したり硬化療法でつぶしたりすることである．静脈瘤に対して圧迫を継続するだけで潰瘍は改善してくることも多い．潰瘍に対してはワセリン基剤の軟膏で愛護的に扱う．壊死組織が硬く固着しているこ

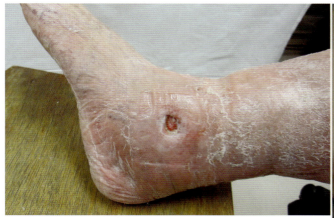
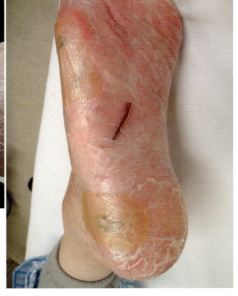

図 5. 糖尿病性足病変
糖尿病性足病変では乾燥・亀裂を生じやすい．そこから難治性潰瘍を生じる危険性があるため，保湿剤の外用が重要である．

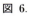
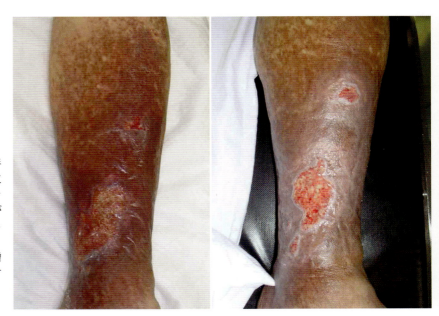

図 6.
静脈うっ滞性潰瘍
　a：潰瘍の周辺には色素沈着を伴い，乾燥している．乾燥した皮膚には保湿効果のある外用薬を使用し，潰瘍部には壊死組織があれば壊死組織除去作用のある外用薬を使用する．
　b：壊死組織がなくなれば肉芽増生効果のある外用薬を使用する．

とが多く，壊死組織除去作用のある，カデキソマー・ヨウ素（カデックス®軟膏），デキストラノマー（デブリサン®軟膏），フィブリノリジン・デオキシリボヌクレアーゼ配合剤（エレース®軟膏），ブロメライン，スルファジアジン銀（ゲーベン®クリーム）を使用してもよい．壊死組織が除去されれば肉芽増生効果のある，トレチノイン トコフェリル（オルセノン®軟膏），塩化リゾチーム（リフラップ®軟膏），ブクラデシンナトリウム（アクトシン®軟膏），プロスタグランジン E_1（プロスタンディン®軟膏），トラフェルミン（フィブラスト®スプレー）を使用する（図 6）．

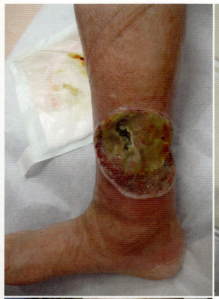 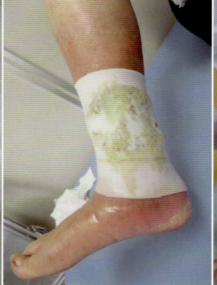 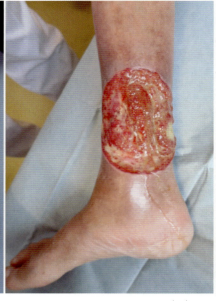
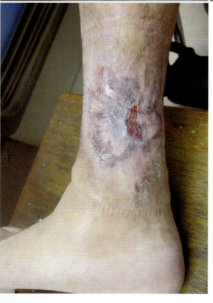
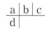

図 7.
壊死組織がなくなれば肉芽増生効果のある外用薬を使用する
 a：痛みが強くカデキソマー・ヨウ素が十分除去されていない．
 b：剥離刺激の少ないシリコン性被覆材で覆っている．
 c：壊死組織が除去された時点で肉芽増生効果のある外用薬を使用する．
 d：1年半後にはまだ潰瘍は残存するが，かなり瘢痕が治癒してきている．

膠原病に伴うもの

難治性足潰瘍を生じる膠原病として，全身性エリテマトーデス(SLE)，強皮症，皮膚筋炎，結節性多発動脈炎，関節リウマチ，抗リン脂質抗体症候群，悪性関節リウマチ，深在性エリテマトーデス，血管炎症候群が挙げられる[4]．形成外科診療ガイドラインでは，外用薬は有効か？　というCQに対して，「膠原病潰瘍に対して，外用薬はwound bedや症状に応じて選択すれば有効である（グレードC1）．」とされている[1]．潰瘍の状態も様々であり，治療も個々の状態に応じて外用薬を適宜選択して使用する．強い痛みを伴うことが多く，愛護的に扱わなければならない．壊死組織がある場合にも，壊死組織を除去する作用の外用薬を無理して用いると痛みを訴える場合があり，使用を継続することが難しくなる．筆者はワセリン基剤の軟膏と非固着性ガーゼで根気よく粘って，壊死組織が浸軟してきたら少しずつメンテナンスデブリードマンし，壊死組織がなくなった時点で肉芽増生効果のある軟膏を用いる．しかしながら肉芽増生効果のある軟膏も痛みを訴える場合があ

り，その時にはワセリン基剤軟膏を継続したり，単に潰瘍面にシリコン性創傷被覆材を貼付することもある．たいていの場合，通院での治療であり，患者へ軟膏指導をすることになるのだが，とにかく痛みの少ない処置を望むので，痛みの少ない軟膏を選択し，剝がす際に刺激の少ない非固着性ガーゼやシリコン性の創傷被覆材を使用するべきである(図7)．

参考文献
1) 松崎恭一ほか：膠原病性潰瘍．形成外科診療ガイドライン3　慢性創傷．145-157，金原出版，2015．
2) 科学的根拠に基づく褥瘡局所治療ガイドライン．日本褥瘡学会．2005．
   Summary　難治性潰瘍に使用する外用薬について詳細に解説されている．
3) 寺師浩人：第3章　糖尿病性足病変1　糖尿病性足病変の病態．足の創傷をいかに治すか．市岡滋ほか編．58-71，克誠堂出版，2009．
   Summary　足の創傷を扱う医師にとって有用な本である．
4) 松崎恭一，熊谷憲夫：第4章　その他の下肢潰瘍2　膠原病に伴う皮膚潰瘍．足の創傷をいかに治すか．市岡　滋ほか編．106-116，克誠堂出版，2009．

Monthly Book Derma. 創刊20周年記念書籍

そこが知りたい 達人が伝授する
日常皮膚診療の極意と裏ワザ

■編集企画：**宮地　良樹**
（滋賀県立成人病センター病院長/京都大学名誉教授）

B5判　オールカラー　2016年5月発行
定価（本体価格12,000円＋税）　380ページ
ISBN：978-4-86519-218-6 C3047

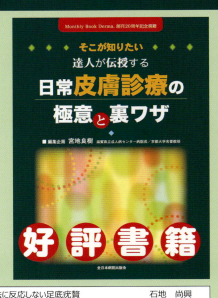

おかげをもちまして創刊20周年！
"そこが知りたい"を詰め込んだ充実の一書です!!

新薬の使い方や診断ツールの使いこなし方を分かりやすく解説し，日常手を焼く疾患の治療法の極意を各領域のエキスパートが詳説．「押さえておきたいポイント」を各項目ごとにまとめ，大ボリュームながらもすぐに目を通せる，診療室にぜひ置いておきたい一書です．

目　次

Ⅰ．話題の新薬をどう使いこなす？
1. BPO製剤　　吉田　亜希ほか
2. クレナフィン®　　渡辺　晋一
3. ドボベット®　　安部　正敏
4. 抗PD-1抗体　　中村　泰大ほか
5. スミスリン®ローション　　石井　則久
6. グラッシュビスタ®　　古山　登隆

Ⅱ．新しい診断ツールをどう生かす？
1. ダーモスコピー
   a）掌蹠の色素性病変診断アルゴリズム　　皆川　茜ほか
   b）脂漏性角化症，基底細胞癌の診断ツールとして　　貞安　杏奈ほか
   c）疥癬虫を見つける　　和田　康夫
   d）トリコスコピーで脱毛疾患を鑑別する　　乾　重樹
2. Ready-to-useのパッチテストパネル活用法　　伊藤　明子

Ⅲ．最新の治療活用法は？
1. ターゲット型エキシマライトによる治療　　森田　明理
2. 顆粒球吸着療法　　金蔵　拓郎
3. 大量γグロブリン療法 ―天疱瘡に対する最新の治療活用法は？　　青山　裕美
4. 新しい乾癬生物学的製剤　　大槻マミ太郎

Ⅳ．ありふれた皮膚疾患診療の極意
1. 浸軟した趾間白癬の治療のコツ　　常深祐一郎
2. 真菌が見つからない足白癬診断の裏ワザ　　常深祐一郎
3. 特発性蕁麻疹治療―増量の裏ワザ　　谷崎　英昭
4. 蕁麻疹寛解後いつまで抗ヒスタミン薬を内服すべきか　　田中　暁生
5. アトピー性皮膚炎のプロアクティブ療法　　中原　剛士
6. 母親の心を動かすアトピー性皮膚炎治療　　加藤　則人
7. 帯状疱疹関連痛治療のコツ　　渡辺　大輔
8. 爪扁平苔癬と爪乾癬の鑑別　　遠藤　幸紀

Ⅴ．新しい皮膚疾患の診療
1. ロドデノール誘発性脱色素斑　　鈴木加余子ほか
2. 分子標的薬による手足症候群　　松村　由美
3. イミキモドの日光角化症フィールド療法　　出月　健夫
4. 日本紅斑熱と牛肉アレルギーの接点　　千貫　祐子ほか

Ⅵ．手こずる皮膚疾患の治療法～いまホットなトピックは？
1. 病状が固定した尋常性白斑　　谷岡　未樹
2. 多発する伝染性軟属腫　　馬場　直子
3. 急速に進行する円形脱毛症　　大日　輝記

4. 凍結療法に反応しない足底疣贅　　石地　尚興
5. 尋常性痤瘡のアドヒアランス向上法　　島田　辰彦
6. テトラサイクリンに反応しない酒皶　　大塚　遼子ほか
7. メスを使わない陥入爪・巻き爪の治療法　　原田　和俊
8. 掌蹠多汗症は治せる　　横関　博雄
9. 痛みと抗菌を考えた皮膚潰瘍のドレッシング材活用法　　門野　岳史ほか
10. 伝染性膿痂疹―耐性菌を考えた外用薬選択法　　白濱　茂穂
11. IgA血管炎（Henoch-Schönlein） ―紫斑以外に症状のないときの治療法は？　　川上　民裕
12. 糖尿病患者の胼胝・鶏眼治療は？　　中西　健史

Ⅶ．変容しつつある治療の「常識」
1. 褥瘡患者の体位変換は考えもの？　　磯貝　善蔵
2. アトピー患者は汗をかいたほうがいい？　　室田　浩之
3. スキンケアで食物アレルギーが防げる？　　猪又　直子
4. フィラグリンを増やせばアトピーがよくなる？　　大塚　篤司
5. 保湿剤で痒疹が改善する？　　宇都宮綾乃ほか
6. 肝斑にレーザーは禁物？　　葛西健一郎
7. 小児剣創状強皮症にシクロスポリンが効く？　　天日　桃子ほか
8. 下腿潰瘍の治療は外用より弾性ストッキングのほうが重要？　　藤澤　章弘
9. 皮膚科医に診断できる関節症性乾癬とは？　　山本　俊幸
10. 一次刺激性接触皮膚炎の本態は？　　川村　龍吉
11. 長島型掌蹠角化症は意外に多い？　　椛島　健治
12. 菌状息肉症はアグレッシブに治療しないほうがいい？　　菅谷　誠
13. 脂腺母斑に発生する腫瘍は基底細胞癌ではない？　　竹之内辰也
14. 扁平母斑とカフェオレ斑―日本と海外の認識の違いは？　　伊東　慶悟
15. 帯状疱疹で眼合併症の有無を予見するには？　　浅田　秀夫

TOPICS
1. 乳児血管腫に対するプロプラノロール内服治療　　倉持　朗
2. 乾癬治療薬として公知申請に向け動き出したメトトレキサート　　五十嵐敦之
3. 帯状疱疹ワクチン開発の現況　　渡辺　大輔
4. 日本人の肌の色を決定する遺伝子は？　　阿部　優子ほか
5. IgG4関連疾患　　多田　弥生ほか
6. ジェネリック外用薬の問題点　　大谷　道輝
7. 好酸球性膿疱性毛包炎―日本の現状は？　　野村　尚史
8. 足底メラノーマは汗腺由来？　　岡本奈都子
9. がん性皮膚潰瘍臭改善薬―メトロニダゾールゲル　　渡部　一宏

（株）全日本病院出版会

〒113-0033　東京都文京区本郷3-16-4
TEL：03-5689-5989　FAX：03-5689-8030

◆特集/外用薬マニュアル—形成外科ではこう使え！—

瘢痕・ケロイドにおける外用薬の使い方

小川 令*

Key Words：肥厚性瘢痕(hypertrophic scar)，ケロイド(keloid)，副腎皮質ホルモンテープ剤(corticosteroid)，ステロイドテープ(steroid tape)

Abstract 皮膚の創傷における瘢痕を最小限にするには，創傷治癒過程で過剰な炎症を抑制しつつ，上皮化が完了した後は炎症を早期に収束させ，瘢痕の成熟化を促すことが大切である．炎症が遷延し肥厚性瘢痕・ケロイドが生じても，炎症が遷延しているリスク因子を改善した上で(たとえば瘢痕にかかる張力を減らすためにテープ固定しながら)，速やかに炎症を軽減させる．よって瘢痕・ケロイドに対する予防・治療目的での外用薬は，抗炎症効果が強い副腎皮質ホルモン剤(ステロイド)が主体となる．頻回に塗布する必要のある軟膏・クリームよりもテープ剤が使用しやすく，本邦では現在2種類のステロイドテープ，ドレニゾン®テープ(効果が弱い)とエクラー®プラスター(効果が強い)が使用可能であり，両者を適宜使い分ける．

瘢痕・ケロイドとは

真皮に到達する深い創傷では，創傷治癒過程が進むにつれ，肉芽が生じ皮膚欠損部が埋まっていく．この真皮様組織の上に周囲から表皮の角化細胞が遊走・増殖し創閉鎖する．その後，必要なくなった肉芽組織内の炎症細胞や血管，膠原線維の数・量が減少し，瘢痕の成熟化が起こる．たとえ皮膚欠損を伴わない縫合創でも，抜糸できる術後7～10日くらいで創表面では上皮化が完了し創傷治癒が完了しているように思えるが，真皮以下の創傷治癒は完了しておらず，徐々に瘢痕の成熟化が起こる．縫合創の場合，真皮の強度は3か月してようやく80％程度に戻る[1]．現時点の医療では全く瘢痕が生じない皮膚の Scarless wound healing(瘢痕のない創傷治癒)は達成できていない．一般的に縫合創の創傷治癒は一次治癒，皮膚欠損創の創傷治癒は二次治癒と言われるが，ミクロでみれば縫合創でも二次治癒となっている．

この瘢痕の成熟過程(創傷治癒におけるリモデリング過程)で，いくつかの原因により炎症が遷延し慢性炎症が生じた時に生じるのがケロイド・肥厚性瘢痕といった病的瘢痕・異常瘢痕である．臨床的には成熟瘢痕は炎症が遷延せずに通常の創傷治癒過程で生じた瘢痕，肥厚性瘢痕は炎症が遷延したが炎症が弱く・短いもの，ケロイドは強く長い炎症が遷延したもの，と考えるとわかりやすい．ケロイド・肥厚性瘢痕の形成には局所因子・全身的因子・遺伝因子が関与すると考えられ[2]，局所因子としては創部にかかる張力や，繰り返される刺激(ピアス刺入時の損傷が繰り返されるなど)，全身的因子では高血圧や妊娠などがリスク因子であることが知られている．遺伝因子においては一塩基多型(SNPs)などの解析が行われている．

瘢痕を最小限にするには，創傷治癒過程で過剰な炎症を抑制し，上皮化が完了した後は炎症を早期に引かせて，瘢痕の成熟化を促すことが大切である．炎症が遷延してしまいケロイド・肥厚性瘢

---

* Rei OGAWA，〒113-8603 東京都文京区千駄木1-1-5 日本医科大学付属病院形成外科・再建外科・美容外科，主任教授

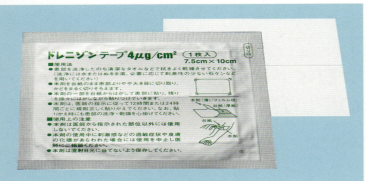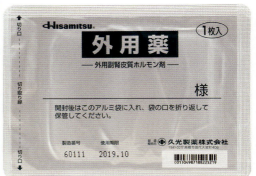

図 1. 副腎皮質ホルモンテープ剤（ステロイドテープ）　　　　　　　　a｜b
　　a：ドレニゾン®テープ（Ⅴ群：weak）
　　b：エクラー®プラスター（Ⅲ群：strong）
　　現在，2種類の強さの副腎皮質ホルモン剤が本邦で使用可能である．

痕が生じても，炎症が遷延している原因を理解し，いかに速やかに炎症を軽減できるかが大切である．よって瘢痕・ケロイドに対する予防・治療目的での外用剤は，抗炎症効果が強い副腎皮質ホルモン剤（ステロイド）が主体となる．

予防目的での外用薬の使用法

手術でケロイド・肥厚性瘢痕を生じる可能性が高い症例（ケロイド・肥厚性瘢痕自体の手術あるいは他の部位にケロイド・肥厚性瘢痕がある症例）においては，縫合創に対して抜糸まで各種ステロイド含有軟膏（リンデロン® VG 軟膏など）を使用するとよい．毎日シャワーで創を洗浄し，軟膏を塗ってガーゼや絆創膏，各種創傷被覆材などで保護するように指導する．皮下縫合，真皮縫合，表面縫合をしっかりと行っていれば抜糸までステロイドの外用薬を使用しても創が哆開することはない．創哆開を生じる可能性が高い創傷治癒遅延が生じる程の糖尿病や免疫不全症などでは，ケロイド・肥厚性瘢痕が生じる可能性は低いため，ステロイドの外用薬は不要である．

抜糸後創部に問題がなければ，一旦まず1～2か月ほど創固定をしっかりと行い，外用薬は使用しなくてもよい．創固定で最も優れているものはかぶれにくいシリコーンテープであるが，状況に応じて各種シリコーンジェルシートや紙テープ（ニチバン社製アトファイン®やサージカルテープハダ®，3M 社製マイクロポア®など）を使用しても

よい．紙テープで創を固定している場合は，皮膚の掻痒や接触皮膚炎を生じることがあるが，ステロイドの軟膏やクリームをテープの上から塗布すると，浸透して皮膚表面に到達するため使いやすい．ただしステロイドは長期間継続して使用すると周囲皮膚にステロイド痤瘡や白癬を生じたりすることがあるため注意する．

まず術後1～2か月程度創固定をした後に，創の観察をすることが大切である．この時点で硬結・隆起・発赤などの他覚症状，疼痛や掻痒などの自覚症状を認めなければ，テープ固定をさらに1～3か月継続する．もし最初の経過観察の時点でこれらの症状があれば，直ちに副腎皮質ホルモンテープ剤（ステロイドテープ）を使用開始する[3)4)]．本邦では現在2種類のステロイドテープ，ドレニゾン®テープ（効果が弱い）とエクラー®プラスター（効果が強い）が使用可能である（図1）が，小児では皮膚が薄いためドレニゾン®テープを第一選択（図2），成人ではエクラー®プラスターを第一選択（図3）とするとよい．これらのステロイドのテープは，縫合糸痕もすべて被覆するように創に沿って1 cm 幅くらいで貼付するように指導するとよい．ケロイド・肥厚性瘢痕を発症する症例では，術後1～3か月以内にその徴候が現れるため，この期間の経過観察を怠ってはならない．

経過観察時に硬結・隆起・発赤などの他覚症状，疼痛や掻痒などの自覚症状が認められない場合は，2～3か月ごとの再診にて，これらの症状が出

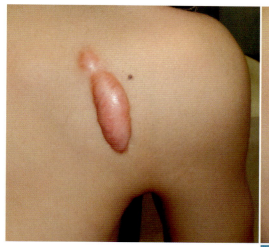
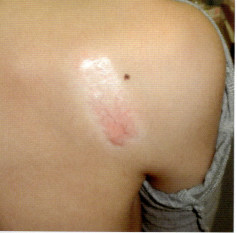
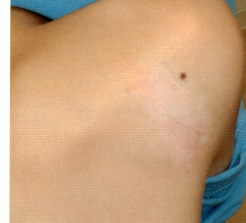

図 2.
9 歳，男児のケロイドに対してドレニゾン®テープを用いて治療した例
　　a：治療前
　　b：治療開始後 16 か月
　　c：治療開始後 26 か月

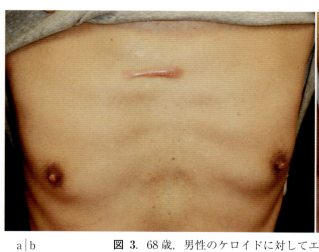
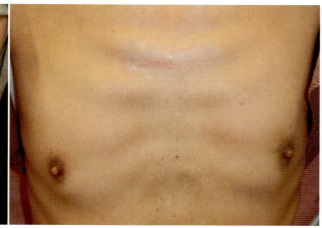

図 3. 68 歳，男性のケロイドに対してエクラー®プラスターを用いて治療した例
　　a：治療前
　　b：治療開始後 12 か月

現していないか確認し，所見がない場合は，薬のついていない通常のテープ固定を行い，少しでも疑わしければステロイドのテープを使用する．

炎症所見がなく，白い成熟瘢痕となったらテープ固定を中止してよい．一般的に張力がかかる前胸部や下腹部，上腕部，肩甲部などでは6か月以上，その他の部位では3か月，顔面では1か月程度のテープ固定が目安であるが，ひとたびケロイド・肥厚性瘢痕を生じたら，ステロイドテープを使用しそれが治癒するまでには1～5年程度かかると思った方がよい．時間はかかるが，確実に治癒することを説明し，炎症が強くステロイドテープが効いていないように思える時期でも貼付し続けることが大切である．

治療目的での外用薬の使用法

初診時すでにケロイド・肥厚性瘢痕がある場合，保存的治療を行うのであればステロイドテープの貼付から開始する．トリアムシノロンアセトニドの局注を適宜行ってもよい．ステロイドテープはケロイド・肥厚性瘢痕の形に切って使用するが，隣接して複数ケロイド・肥厚性瘢痕がある場合は，まとめて貼ってもよい．24時間貼付し続けるのがよく，入浴後新しいものに貼り替える．貼り替えの刺激で刺激性接触皮膚炎を生じる場合は，2日程度貼付し続けることもある．アレルギー性接触皮膚炎を生じてしまった場合は，適宜軟膏などに変更せざるを得ない．

最初はケロイド・肥厚性瘢痕を超えて，少し大きめに貼ってよいことを説明し，テープの貼り方に慣れてきて，しかも効果が出始めている3か月後くらいから，ケロイド・肥厚性瘢痕の大きさに合わせて切る努力を徐々にしてもらう．その後は軟化・平坦化したらその部分には貼らないように指導し，徐々にステロイドテープを貼る面積や貼付時間を減らしていく．貼っていない部分がまた硬くなる傾向があれば，再度貼る面積を増やす．それを繰り返しているうちに，徐々にテープを貼る面積や貼付時間が減り，処方量が減り，全体が成熟瘢痕化した時点で使用を中止できる．

治療目的ではテープ剤が中心となるが，何らかの理由でテープ剤が使用できない場合は，デルモベート®など強い副腎皮質ホルモン剤を使用する．

ドレニゾン®テープとエクラー®プラスターの違い

副腎皮質ホルモンの外用薬は，血管収縮作用や臨床上の効果で一般的に5段階の強さに分類されることが多い：I群(strongest)，II群(very strong)，III群(strong)，IV群(mild)，V群(weak)．軟膏がテープ剤になることにより，貼付時間や皮膚状態にもよるが，ステロイドの吸収量が数倍となるため，一般的には1～2ランク上がると考えられる．

ドレニゾン®テープは，製剤自体はweakとされるが，テープではstrongになると考えてよい．一方，エクラー®プラスターは，製剤自体はstrongと考えられているため，テープ剤になることによりstrongestクラスになる．すなわち，ドレニゾン®テープとエクラー®プラスターでは2ランク程度の強度の違いがある．

添付文書によるとドレニゾン®テープは，1973年4月に帝國製薬株式会社より販売開始となった．フルドロキシコルチドが$4\,\mu g/1\,cm^2$の濃度であるので，1枚(7.5 cm×10 cm)で$300\,\mu g$の量となる．副作用は1,149例中165例(14.4%)で，主なものは接触皮膚炎などの局所炎症(16.7%)，毛のう炎等(1.8%)，皮膚萎縮(0.7%)，毛細血管拡張(0.3%)，Kobner現象(0.3%)，乾燥・皸裂(0.2%)などである．

一方，エクラー®プラスターは，2001年7月に久光製薬株式会社より販売開始となった．デプロドンプロピオン酸エステルが$20\,\mu g/1\,cm^2$の濃度であるので，1枚(7.5 cm×10 cm)で$1,500\,\mu g$の量となる．副作用は910例中24例(2.64%)で，主なものは毛細血管拡張9件(0.99%)，接触皮膚炎5件(0.55%)，皮膚萎縮4件(0.44%)，毛のう炎4件(0.44%)などである．

エクラー®プラスターの代わりにエクラー®軟膏

を塗布することを考えると，エクラー®プラスター1枚分の面積（75 cm²）に必要なエクラー®軟膏は，0.125 g（1 FTU：0.5 gで300 cm²を塗布できるとされるため）と考えられる．有効成分が0.3%であるから軟膏0.125 gは，375 μgのデプロドンプロピオン酸エステルを含んでいることとなる．これはテープ1枚の1/4の量であるため，24時間テープを貼るとして，理論的には1日に4回エクラー軟膏を患部に塗布し，ポリウレタンフィルムなどで密閉療法（ODT）を行えば，エクラー®軟膏でもエクラー®プラスターと同じ効果が得られるはずである．それを考えれば，ドレニゾン®テープは，軟膏で代用するならば，1日に4回，weakであるヒドロコルチゾンを含むオイラックス®H軟膏，またロコイド®などのMildの軟膏をODTするのと同様の効果が得られるということであろう．さらに，strongestであるデルモベート®軟膏などを1日数回ODTすれば，エクラー®プラスターよりも効果は高くなると推測される．

テープ剤の成人と小児での使い分け

成人においては治療目的で用いた場合，エクラー®プラスターがドレニゾン®テープと比べて有効である．また小児ではよほど厚みのあるケロイド・肥厚性瘢痕でない限り，ドレニゾン®テープのみで治療できるが，エクラー®プラスターを使用すれば治療期間は短縮する．小児でも前胸部など張力がかかり難治の部位は，エクラー®プラスターを第一選択とすべきである．成人においてはどの部位でも，エクラー®プラスターを第一選択とすれば治療期間が短縮される．

テープ剤の特徴

エクラー®プラスター，ドレニゾン®テープともに，皮脂分泌や発汗状態により，粘着力が変化する．皮脂分泌や発汗が多い症例では，エクラー®プラスターは容易に剥がれてしまい，24時間連続での貼付が困難である場合がある．また肩甲部などは小さく切ると，ドレニゾン®テープに比べてエクラー®プラスターは剥がれやすく，睡眠時に貼付しにくいという意見が多い．また外観上の問題では，耳や下顎部など露出部のケロイド・肥厚性瘢痕に貼付するのはドレニゾン®テープの方が目立ちにくく好まれる傾向がある．自宅ではエクラー®プラスター，外出時はドレニゾン®テープという使い分けもよい．テープが剥がれやすい場合は，上から別のテープなどでの固定を行うことを勧めている．

剥がす際に疼痛を訴える症例には，入浴中の剥離，あるいはテープ剥離剤の使用がよい．入浴後に新しいものに交換する，という習慣をつけてもらうのがよい．

テープ剤による接触皮膚炎

副腎皮質ホルモンテープ剤の使用で問題となりやすいのは接触皮膚炎である．それぞれの薬剤の添付文書には，ドレニゾン®テープの接触皮膚炎の発生頻度が16.7%に対して，エクラー®プラスターは0.55%と記載されているが，これは実際の臨床でもほぼ同じ印象がある．接触皮膚炎発症率はエクラー®プラスターの方が有意に少ない．

接触皮膚炎には刺激性接触皮膚炎とアレルギー性接触皮膚炎があるが，前者は貼り替えの頻度を減らす，貼付時間を減らすことである程度軽減できる．具体的には24時間ごとに貼り替えるのを48時間ごとにする，あるいは夜間のみ貼付する，1日貼付して次の日は軟膏を使用する，といった方法が考えられる．エクラー®プラスターの場合は，軽度の接触皮膚炎は副腎皮質ホルモンの薬効で抑えてしまう印象があり，これが添付文書にもある低い接触皮膚炎発症頻度の原因であろう．しかしアレルギー性接触皮膚炎は使用開始してから1～3か月してから発症することが多いように思われ，臨床的には強い掻痒を生じ，皮膚が鮮紅色となる．このような場合には，テープの継続使用が困難となる．

しかし，小児においてはドレニゾン®テープにおいても接触皮膚炎を経験することは少ない．こ

の原因として，① 小児は皮膚が薄いため，ドレニゾン®テープでも効果が高くなり，軽度の接触皮膚炎は抑制してしまう．また ② 小児は創傷治癒速度が速いため，軽度の表皮損傷はすぐに修復されてしまう．③ 皮脂の分泌が成人と比べて少ない，といった可能性が考えられるが，さらなる検討が必要であろう．

参考文献

1) Levenson, S. M., et al.：The healing of rat skin wounds. Ann Surg. **161**：293-308, 1965.
   Summary　皮膚の創傷治癒についての先駆的な研究である．
2) Ogawa, R.：Keloid and hypertrophic scars are the result of chronic inflammation in the reticular dermis. Int J Mol Sci. **18**(3)：pii：E606, 2017.
3) 小川　令，赤石諭史：ケロイド・肥厚性瘢痕に対する副腎皮質ホルモンテープ剤(ステロイドテープ)の有用性　フルドロキシコルチド製剤(ドレニゾン®テープ)とデプロドンプロピオン酸エステル製剤(エクラー®プラスター)の比較検討．瘢痕・ケロイド．**10**：55-60, 2016.
4) DP 研究班：難治性を含む皮膚疾患に対する Deprodone Propionate 含有テープ剤の臨床効果の検討．臨床医薬．**5**(10)：2177-2185, 1989.

◆特集/外用薬マニュアル―形成外科ではこう使え!―

美容医療における外用療法

山下理絵[*1] 近藤謙司[*2]

Key Words: ビタミン C(vitamin C), コウジ酸(kojic acid), ハイドロキノン(hydroquinone), トレチノイン(tretinoin), メトロニダゾール(metronidazole), ミノキシジル(minoxidil)

Abstract 形成外科は, 皮膚科と違い, 外用が主たる治療ではないが, 皮膚体表面を治療する科のひとつとして, 外用薬の効能効果, 副作用などを熟知することは必要である. 特に美容医療の場合は, 低侵襲である外用薬治療は, 合併症が起こらないように医師およびスタッフが使用方法を指導しなくてはならない. 2013 年にカネボウから美白化粧品として販売されていたロドデノールでは, 皮膚障害である白斑が報告された. ロドデノールも医師が使用方法をコントロールすればこのような大きな問題にはならなかったと考えている. 患者は外用薬の有効性を実感, あるいは逆に他人が有効で自分の効果が低いと, 多量に多数回使用することが多いようである. 今回, しみ, しわ, にきび, 酒皶, 育毛などに使用している外用薬をまとめてみた.

はじめに

Non surgical な美容治療は, 侵襲も少なく, かつ有効な結果をもたらすため, 大きな進展を遂げている. 特に外用薬によるスキンケア治療は簡易なため, 美容治療が初めての患者にも受け入れられやすい. 一般的にスキンケアに使用する外用薬は, 「薬事法」により, 医薬品(薬事法第 2 条第 1 項), 医薬部外品(薬事法第 2 条第 2 項), 化粧品(薬事法第 2 条第 3 項)に分類される. 医薬品は, 治療を目的として, 厚生労働省より認可された有効成分が配合され効果が認められたもの, ただし医師が処方するものもあれば, 薬局で購入できる大衆薬(Over The Counter; OTC)もある. 医薬部外品は, 厚生労働省が許可した効能, 効果に有効な成分が一定濃度配合されているもの, 防止・衛生目的に作られている. 化粧品は医薬部外品より効能効果が緩和で, 清潔, 美化, 魅力などを増やす目的で使用されている. 本稿では, しみ, しわ, にきび, 赤ら顔(酒皶), 育毛に使用している外用薬に関して述べる.

しみ治療

1. しみ治療の進め方

美容外来を受診する患者で一番多い主訴は, 肌の老化現象のしみである. しみは後天性のメラニン色素の増強であるが, 日本人の場合は, 多種のしみが混在していることが多い. 初診時の診断は重要であるが, 筆者は, 太田母斑や扁平母斑などの色素異常疾患を除いた, 後天性の加齢に伴うしみを, Aging Complex Pigmentation(ACP)と称して, 治療プロトコールを作っている(表 1). 2016 年の PEPARS No.110「シミ・肝斑治療マニュアル」で書かせていただいたが[1], しみはレーザー治療を選択することが多いものの, 安全に, より非侵襲的に行うために, 最初に内服, 外用,

---

[*1] Rie YAMASHITA, 〒251-0052 藤沢市藤沢 571 荒井ビル 1 階 湘南藤沢形成外科クリニック R, 総院長
[*2] Kenji KONDO, 同, 院長

表1. ACP治療のプロトコール(RIE YAMASHITA M.D.)

1. プレトリートメント：2か月間
   内　服：トラネキサム酸：1,500 mg/day
　　　　　ビタミンC　　　：3,000 mg/day
　　　　　ビタミンE　　　：600 mg/day

   外　用：ビタミンCローション，コウジ酸・トラネキサム酸クリーム
　　　　　APPSフラーレンローション，ハイドロキノン
　　　　　UVケア

   点　滴：高濃度ビタミンC，トラネキサム酸，タチオン(希望者のみ)

2. その後の機器を用いた治療
   肝　斑：1064 nm QYAG・Laser Toning：1週間に1回‥4～5回
   肝　斑：1064 nm ロングパルスYAG・Laser Peeling：1か月に1回‥4～5回
   老人性色素斑・雀卵斑合併：Qruby, 532 nm QYAGレーザーや光治療なども使用
   脂漏性角化症：炭酸ガスレーザー

UVケアなどのプレトリートメントにより，表皮のメラニン代謝の促進，抗酸化治療を行っている．その後，残存するしみに対して機器を使用した治療を行っている．肝斑は必ずプレトリートメント行い，残存するようであればレーザー治療を，雀卵斑や脂漏性角化症は，プレトリートメントをしないで，レーザーや光治療を行うことも多い．

使用している外用薬は，自家製剤である5%ビタミンCローション，フラーレン，1%コウジ酸+2%トラネキサム酸クリーム，5%ハイドロキノン軟膏，これらを2か月間継続する．1か月後に受診させ，効果，使用の状況，アレルギーやかぶれの有無，および薬剤の消費状況などを確認する．使用2か月時に，再度しみ診断および状態を診察し，老人性色素斑が残存している場合は，Qレーザーや光治療，肝斑であればQスイッチNd:YAGレーザーを用いたレーザートーニング[2]，脂漏性角化症であれば炭酸ガスレーザーなど，患者の希望があれば，機器の治療を予定する．外用薬が有効なのは，肝斑や老人性色素斑である．また，液体窒素治療の副作用，日焼けや熱傷後に起こる炎症後色素沈着にも有効である．

2. しみ治療に使用する外用薬

A．ビタミンC(アスコルビン酸)

チロシナーゼ活性阻害およびメラニンを還元する効果もある．

B．コウジ酸

チロシナーゼの銅イオンに結合し，チロシナーゼを不活化させることにより，ハイドロキノンと同様にチロシナーゼの抑制を示し，メラニン色素過剰産生抑制効果がある．

C．トラネキサム酸

肝斑に対する内服薬であるが，資生堂が美白効果を確認し，医薬部外品として販売．トラネキサム酸は炎症性メディエーターのプロスタグランジン生成を阻害する．筆者は，20年前から自家製剤に配合している．

D．ハイドロキノン

強力なチロシナーゼ抑制によりドーパからメラニンへの生成を阻害，およびメラノサイトのアポトーシスを起こす細胞毒性作用もある．2001年，本邦でも規制緩和により化粧品に配合されるようになった．医療機関では，4～5%製剤が作製されている．ハイドロキノンは，美白剤の中では最も効果が高いが，酸化しやすく，塗布により刺激症状を起こしやすい．ハイドロキノンの使用に際しては，保存，使用方法を説明することが重要である．

E．トレチノイン(レチノイン酸)

表皮細胞の角化調整作用があり，メラニン排出が促進されることにより，表皮内のメラニン減少が起こる．ただし，使用により刺激症状，発赤，びらんなどの副作用を生じることも多い．催奇性の危険もあるため，妊婦や授乳中の患者へは使用禁忌である．

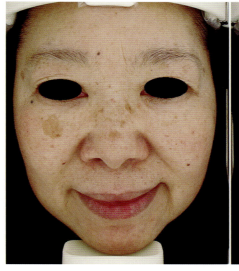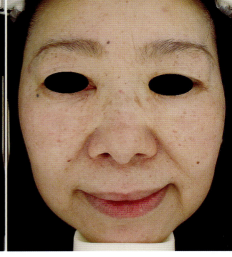

図 1.
症例 1
ACP（Aging Complex Pigmentation）の外用治療
ACP に対して，外用（ビタミン C，コウジ酸，フラーレン，ハイドロキノン），および UV ケア，スキンケアにより改善
　a：治療前
　b：3 か月後

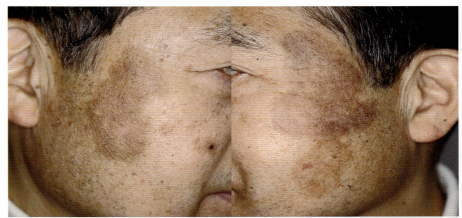
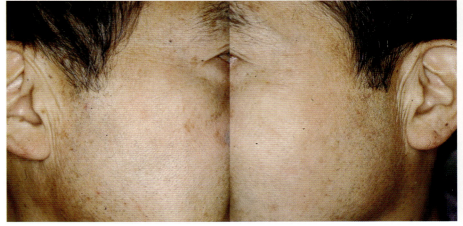

図 2.
症例 2
炎症後色素沈着の外用治療
1 年前に皮膚科で，しみに対して液体窒素治療を行い，色素沈着が残存．内服・外用（ビタミン C，コウジ酸，ハイドロキノン），および UV ケア，スキンケアにより改善
　a：治療前
　b：6 か月後

3．症　例

症例 1：60 代，女性．老人性色素斑を主とする ACP
ビタミン C，1％コウジ酸＋2％トラネキサム酸クリーム，5％ハイドロキノン軟膏を使用した（図 1）．

症例 2：70 代，男性．液体窒素治療後の炎症後色素沈着
ビタミン C，5％ハイドロキノン軟膏を使用した（図 2）．

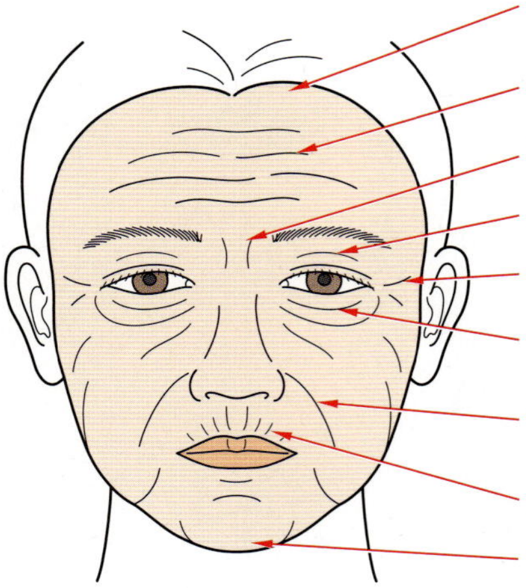

顔全体：①機器（レーザーなど），②ケミカルピーリング，③**外用**，
　　　　④PRP，⑤メソセラピー，⑥エレクトロポレーション

前額部：①手術，②機器，③ボトックス，④注入（HA），⑤**外用**

眉間部・鼻根部：①ボトックス，②注入（HA），③機器

上眼瞼：①手術，②注入（HA）

外眼角：①機器，②ボトックス，③注入，④**外用**

下眼瞼：①手術，②機器・光，③**外用**

鼻唇溝・マリオネットライン：①注入（HA・脂肪），②手術，③機器

上口唇：①注入，②機器，③**外用**

下顎・下口唇：①ボトックス，②注入（HA・脂肪）

図 3．しわ：顔面の部位別治療方法（yamashita）

しわ治療

1．しわ治療の進め方

　しわもしみと同様に，肌の老化現象で，エラスチンの変性，コラーゲンの減少，そして乾燥などの外的因子とホルモンの減少などの内的因子が原因になっている．しわに対する治療は，以前は手術が主であったが，1990 年代に入り，コラーゲンやヒアルロン酸をはじめとする filler の開発，そしてボツリヌス毒素の美容医療での承認，レーザー治療機器の発展，ケミカルピーリングなどの再流行などにより，手術以外の方法で，ダウンタイムが短い治療が主流になってきている．しわの部位，患者がどこまで望むのかによっても治療選択が異なる（図 3）．例えば 40 代の外眼角のしわが主訴であれば，多くの医師はボツリヌス毒素を選択すると思うが，患者が注射を好まなければ次の選択肢になる．美容治療においては，多くの治療方法を持っておくことが必要で，しわに対する外用剤はしみのように大きな効果はないが，筆者は抗酸化剤であるフラーレンやビタミン C，トレチノイン，またポリグリコサミンを配合した保湿剤などを使用している．

2．しわ治療に使用する外用薬

A．ビタミン C（アスコルビン酸）

　抗酸化作用，およびコラーゲン合成の促進作用がある．

B．フラーレン

　強力な抗酸化物質で，しわの原因である活性酸素を除去する．

C．トレチノイン

　コラーゲン合成や表皮のターンオーバーを促進し，真皮を厚くする作用がある．

D．レチノール

　抗しわ化粧品（医薬部外品を含む）に配合されている成分で，表皮のターンオーバーを促進する．

E．アルジリン

　筋収縮に関与する神経伝達物質の過剰放出を抑制する．「塗るボトックス」と言われている．

F．NIE-L1（ニールワン）

　好中球エラスターゼという真皮組織を分岐する酵素を阻害する作用がある．このニールワンは厚労省よりしわを改善する有効成分であると承認され，株式会社ポーラより医薬部外品，リンクルショットメディカル セラムの名で販売された．

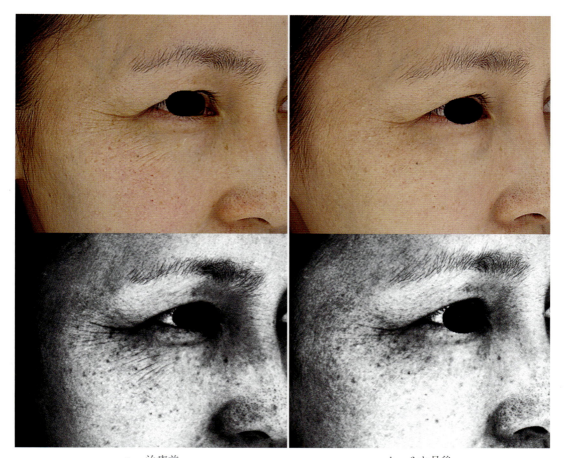

a．治療前　　　　　　　　　　　　　　b．6か月後

図 4．症例 3：外眼角から頰部のしわに対する外用治療
治療は TCA（トリクロール酢酸）によるピーリングを 6 回．外用は，フラーレン，トレチノインを使用した．

3．症　例

症例 3：40 代，女性．しわ
　TCA（トリクロール酢酸）によりケミカルピーリング，フラーレン，トレチノインの外用を使用した（図 4）．

にきび治療

1．にきび治療の進め方

　にきびは炎症性疾患であるが，美容的愁訴と受け取られることも多かったため，本邦での治療は欧米と比較し遅れていた．多くのにきび患者は，市販薬や化粧品などで自己治療をしていることが多い．それにより，初発の面皰時に受診する患者は少ない．面皰時に治療を行えば，炎症期には移行せず治癒させることが可能である．しかし，日本の保険適用は，炎症期に使用する治療のみであった．にきびは，面皰，丘疹，膿疱，囊腫，赤色瘢痕期，白色瘢痕期の進行期を念頭に置き，患者のにきびの状態により治療を考えることが重要である．2008 年にアダパレンが認可され面皰治療ができるようになった．その後，抗菌薬使用による耐性菌が問題になり，過酸化ベンゾイル（Benzoyl Peroxide；以下，BPO）製剤や抗生剤含有 BPO，さらにアダパレン配合の BPO など，にきびに対する外用剤が保険適用になった．2012 年 PEPARS No. 62「外来で役立つにきび治療マニュアル」で，その当時の治療を書かせていただいたが[3]，2017 年に日本皮膚科学会のガイドラインが

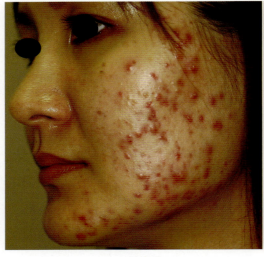 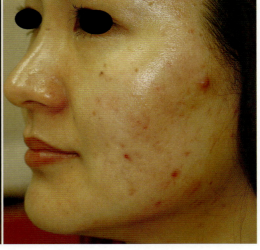

a．治療前　　　　　　　　　　　　b．3か月後

図 5．症例 4：にきびに対する外用治療
ケミカルピーリング＋外用剤（ビタミン C，アゼライン酸）＋LED＋内服（イソトレチノイン）＋Kelo-Cote®

改訂になったので，参考にするとよい[4]．筆者は，アダパレン，BPO などは，自費診療の外用薬として長年使用していたが保険適応になったため，現在のにきびの自費治療は，ケミカルピーリングやレーザー，LED（Light Emission Diode），イソトレチノインの内服，外用薬はビタミン C やアゼライン酸，赤色瘢痕に対してはシリコンジェル（ケロコート：Kelo-Cote®）などである．

2．にきび治療に使用する外用薬

A．ビタミン C（アスコルビン酸）

抗炎症作用および皮脂の過剰分泌抑制作用がある．

B．アゼライン酸

自然界に存在する天然有機物のジカルボン酸，小麦，ライ麦および大麦に含有されている天然成分で，欧米ではにきびの治療薬として承認されている．保険治療のアダパレンや BPO の使用により，皮脂欠乏状態に使用することが多い．

C．ケロコート（Kelo-Cote®）

通気性のシリコンジェルで，ポリシロキン，二酸化シロコーンを配合．角質層のバリア機能が回復し，線維芽細胞を活性化するサイトカインの産生を抑制する．

3．症　例

症例 4：30 代，女性

ケミカルピーリングを行い，イソトレチノインの内服，ビタミン C，アゼライン酸，ケロコート（Kelo-Cote®）を外用，および LED 治療を行った（図 5）．

症例 5：30 代，女性

妊娠時に頸部のにきびが悪化，肥厚性瘢痕となる．トラニラスト，ナイアシン，ビタミン B_2，B_6 の内服，ケロコート（Kelo-Cote®）を外用した（図 6）．

酒皶，酒皶様皮膚炎の治療

1．酒皶，酒皶様皮膚炎の治療の進め方

酒皶は，鼻部を中心とした毛細血管拡張が先行し，局所の血液循環障害により脂腺の分泌が亢進する．その結果，丘疹，膿疱，小結節を生ずる状態である．

重症度により，

第 1 度酒皶（紅斑性酒皶）：鼻尖，頰，鼻唇溝に，毛細血管拡張を伴う

第 2 度酒皶（酒皶性痤瘡）：毛孔一致性の丘疹，膿疱が加わる．病変は前額部，頰骨部，顎へ広がる

第 3 度酒皶（鼻瘤）：持続的なリンパ浮腫と脂腺の肥大・増生および結合組織が増生して鼻が腫瘤状となる

に分類される．

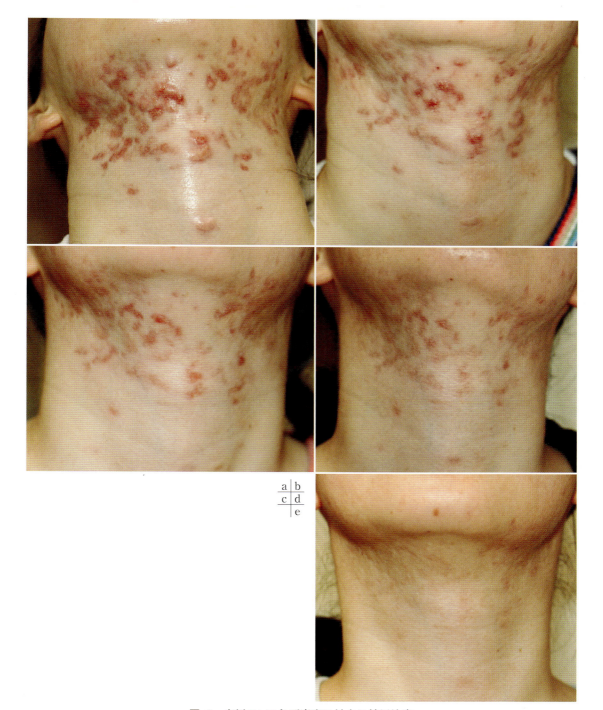

図 6. 症例 5：にきび瘢痕に対する外用治療
トラニラスト，ナイアシン，ビタミン B_2，B_6 の内服，外用は Kelo-Cote® を使用した．
  a：治療前
  b：1 か月後
  c：2 か月後
  d：3 か月後
  e：6 か月後

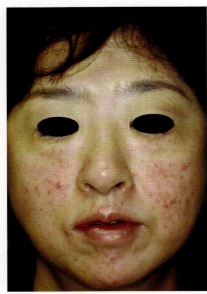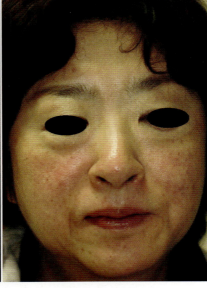

図 7.
症例 6
酒皶に対する外用治療
内服はビタミン B_2, B_6, ナイアシン,トラネキサム酸,外用はメトロニダゾール,アゼライン酸を使用
　a：治療前
　b：2 か月後

　それぞれの治療に関しては,2016 年 PEPARS No. 111「形成外科領域におけるレーザー・光・高周波治療」に書かせていただいた[5]．また,同じような症状で,ステロイド長期外用による毛細血管拡張である酒皶様皮膚炎がある．第 1 度は,レーザー治療が主,第 3 度は手術やレーザーが主,第 2 度や酒皶様皮膚炎は,内服,外用を主に治療を行っている．内服は,ビタミン B_2, B_6, ナイアシン,トラネキサム酸および十味敗毒湯,外用は,メトロニダゾール,アゼライン酸,ケラスキンを使用している．

2．酒皶,酒皶様皮膚炎に使用する外用薬

A．メトロニダゾール

　抗原虫・抗菌薬．内服では,腟トリコモナスなどに使用．外用ではがん性皮膚潰瘍の汚臭抑制に使用されている．米国では酒皶や酒皶様皮膚炎などの炎症性病変にも使用されている．

B．アゼライン酸

　ケラチノサイトの増殖を抑制し,弱い抗炎症作用がある．セリンプロテアーゼを阻害し,酒皶を改善する．

C．ケラスキン（Chelaskin®）

　内因性キレート剤で母乳中に存在する糖蛋白質である．涙や唾液にも存在し,鉄に対する強いキレート作用,内出血や血液に由来する色素沈着に有効である．

3．症　例

症例 6：50 代,女性．酒皶

　ビタミン B_2, B_6, ナイアシン,トラネキサム酸の内服,メトロニダゾール,アゼライン酸の外用治療を行った（図 7）．

育毛治療

1．育毛治療の進め方

　育毛治療は,男性 AGA（AndroGenetic Alopecia）,女性型脱毛症（Female pattern hair loss；FPHL）,そして睫毛育毛が自費の疾患になる．AGA は,ジヒドロテストステロン（DHT）が毛乳頭細胞内のレセプターと結合,毛母細胞へ侵入しアポトーシスを促すシグナルが出され,毛周期が退行期へと誘導,また,成長期が短くなり,途中で抜けることにより進行性の脱毛が生ずる．日本での治療は,1999 年に 1％ ミノキシジル外用が使用開始（米国では 1988 年から使用）,2005 年から内服のフィナステリド（プロペシア®）,さらにデュタステリド（ザガーロ®）が使用されるようになり,筆者も内服および外用で治療を行っている．男性の場合は,5〜15％ のミノキシジルを使用している．2017 年 12 月に改訂された男性型および女性型脱毛症診療ガイドライン[6]では,AGA は推奨さ

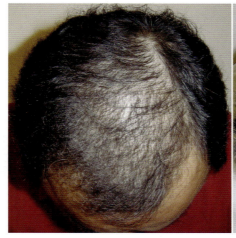
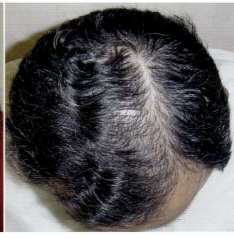

図 8.
症例 7
AGA の外用治療
フィナステリドの内服，ミノキシジルの外用を使用した．
　a：治療前
　b：6 か月後

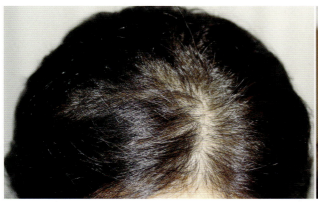
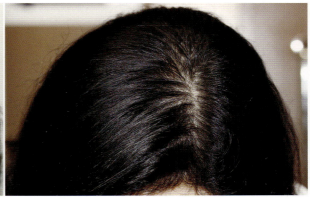

a．治療前　　　　　　　　　　　　　　　　　　b．4 か月後
図 9．症例 8：女性型脱毛症（FPHL）の外用治療
パントガール（Pantogar®）の内服，ミノキシジルの外用を使用した．

れる治療があるが（ミノキシジルの他，アデノシンが推奨度 B など），女性型の場合はメカニズムが単純でないため分類も難しく，治療効果も得られないことも多い．筆者は女性の場合は，海洋性蛋白質複合体を配合したビビスカル　プロフェッショナル（Viviscal™ Professional），ケラチン，アミノ酸を配合したパントガール（Pantogar®）内服と，外用は女性用の 2％ミノキシジルを主に使用している．その他，LED 治療や低出力レーザー，さらに多血小板血漿（PRP）注射なども育毛効果を認めている．また，睫毛育毛に関しては，Glash VISTA™を使用している．

2．育毛に使用する外用剤
A．ミノキシジル
1979 年に血管拡張薬，降圧剤として，承認．その副作用として，全身の多毛症を起こすということで研究が始まり 1988 年に AGA の治療薬として承認された．

B．Glash VISTA™
主成分は，ビマトプロスト，合成プロスタグランジン F_2 誘導体である．元々，ビマトプロストは，高眼圧症および開放隅角緑内障の治療に用いる点眼薬（ビマトプロスト 0.03％点眼液）として広く使用され，副作用で睫毛が伸びることで臨床研究が始まった．

3．症例
症例 7：50 代，AGA
フィナステリドの内服，ミノキシジルの外用を行った（図 8）．

症例 8：40 代，女性型脱毛症（FPHL）
パントガール（Pantogar®）内服とミノキシジルの外用を行った（図 9）．

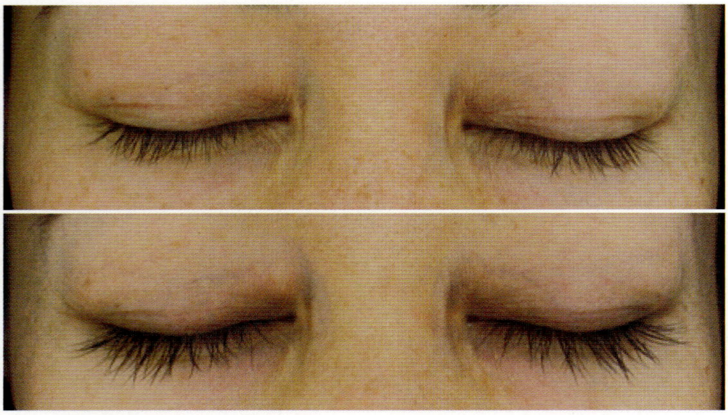

図 10.
症例 9
睫毛育毛の外用治療
Glash VISTA™を使用した.
　a：治療前
　b：4 か月後

症例 9：40 代，女性

睫毛貧毛に対して，Glash VISTA™を使用した（図 10）.

おわりに

医師になって 1 日目の夜，包交車（回診車）に常備している軟膏，薬剤，テープ類が医局の机の上に置かれた．指示した時に，すぐ物が出せるように「明日までに覚えておくように」と，昔らしい教育であるが，筆者も下の医師には，薬剤部，薬局に行き「薬剤添付文書」をもらって読むように薦め，同じような指導を行っていた．先に外用薬を低侵襲と述べたが，しみを薄くするために出した外用により，かぶれて炎症を起こし，逆に濃くなることもある．保険治療でも自費治療でも，初めて使用する薬剤情報は熟知することが重要である.

参考文献

1) 山下理絵, 近藤謙司：【シミ・肝斑治療マニュアル】シミ治療の現状. PEPARS. 110：1-12, 2016.
   Summary　内服, 外用, 機器などによるしみ治療の現状をまとめている.
2) 近藤謙司, 山下理絵：【シミ・肝斑治療マニュアル】レーザートーニングとは. PEPARS. 110：27-39, 2016.
3) 山下理絵：【外来で役立つ にきび治療マニュアル】にきび進行期別治療の現状. PEPARS. 62：1-10, 2012.
   Summary　にきびの治療に関して, 保険, 自費に分け総括している.
4) 林　伸和：尋常性痤瘡治療ガイドライン 2017 の要点. 日皮会誌. 128：1643-1648, 2018.
   Summary　日本皮膚科学会で作成しているガイドラインの最新版である.
5) 山下理絵ほか：【形成外科領域におけるレーザー・光・高周波治療】毛細血管拡張症のレーザー治療. PEPARS. 111：17-26, 2016.
6) 男性型および女性型脱毛症診療ガイドライン作成委員会：男性型および女性型脱毛症診療ガイドライン 2017 年版. 日皮会誌. 127：2763-2777, 2017.

◆特集/外用薬マニュアル—形成外科ではこう使え！—

皮膚科の立場からの外用薬
—痤瘡，日焼け止めを中心に—

小林　美和*

Key Words : アダパレン(adapalene), 過酸化ベンゾイル(benzoyl peroxide), 抗菌薬(antibiotics), 紫外線(ultraviolet), サンスクリーン剤(sunscreen)

Abstract　痤瘡治療においては，アダパレン，過酸化ベンゾイルとも非炎症性皮疹にも有効な成分であり，治療開始時の急性炎症期から，軽快中の維持療法に幅広く使える外用薬である．乾燥や刺激症状が出やすいデメリットがあるが，うまく指導すればトラブルなく治療を進めることができる．これらを使い分けることで，薬剤耐性菌発生に留意した抗菌薬使用が望まれる．

近年の美肌ブームで日常的にサンスクリーン剤を使う人が増えている．UVB 対策として SPF 値の高い製品が好まれるが，紫外線による発癌や光老化には UVA も関連していることから，PA グレード表示にも注目したい．表示された紫外線防御効果を得るためには，十分量のサンスクリーン剤を塗布する必要がある．機能や使用感に優れるのは紫外線吸収剤であるが，接触皮膚炎の原因となることがある．皮膚にトラブルを起こしやすい患者には，紫外線散乱剤を使用したノンケミカルのサンスクリーン剤を勧める．

痤瘡治療薬

痤瘡用治療薬は，特に外用薬が充実してきたおかげで，これまでのように抗菌薬(抗生物質)に頼らない治療ができるようになった．もちろん，化膿性炎症を伴う場合には，適切に抗菌薬を使用して治療を行う必要がある．世界的に耐性菌対策が求められているなか，痤瘡治療においても適切な抗菌薬使用を心掛けたい．

1．痤瘡用外用薬

アダパレン，過酸化ベンゾイルと，その配合剤は，1日1回塗布を行う．通常は夜に塗布し，翌朝洗顔時に洗い流すが，交代勤務などで睡眠時刻が変わる場合は，就寝前に塗布して起床時に洗顔させる．どの製剤も乾燥，刺激症状をきたすため，治療開始時に外用指導を行う必要がある．尋常性

痤瘡治療ガイドライン 2017[1] では，いずれも高い推奨度を得ており，痤瘡治療の核となる薬剤である．

A．アダパレン 0.1％ゲル

ナフタレンカルボン酸誘導体であるアダパレンは，レチノイド様の作用を持ち，毛包上皮の角化を正常化することで面皰形成を抑制するゲル製剤である．顕在化している皮疹に対する効果だけでなく，痤瘡皮疹の新生を抑制する作用があるのが特徴である．抗炎症効果により紅色丘疹や膿疱に対しても有効であるが，急性炎症期の治療に用いる際には，抗菌外用薬や抗菌内服薬と併用することで早期改善が期待できる[2)3)]．

アダパレンはレチノイド様構造を持つことから，レチノイド製剤と同様に妊婦への投与が禁忌となっている．副作用として，レチノイド特有の乾燥刺激症状が生じることが挙げられる．多くの患者では，アダパレン使用開始 2 週間以内に retinoid dermatitis と呼ばれる乾燥刺激症状が出現

---

* Miwa KOBAYASHI，〒805-0016　北九州市八幡東区高見 2-8-5　医療法人こばやし皮膚科クリニック，副院長

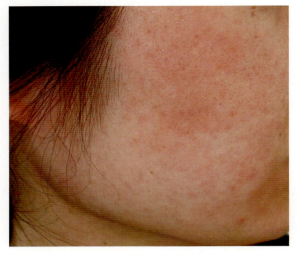

図 1.
30 代，女性．ディフェリン®塗布 2 日目．紅斑と落屑がみられる．

するため，症状を緩和する目的で保湿ケアの指導を行うことが望ましい．また，乾燥刺激症状は，しばしば実際に塗布した部位より広い範囲に出現し，特に下顎の痤瘡に塗布した場合は頸部に広く紅斑をきたす場合がある．これらのレチノイドによる落屑，ヒリヒリ感，発赤などの乾燥刺激症状(図1)は多くの場合は忍容されるため，治療開始時には外用量や塗布方法を調整し，慣れさせる工夫が必要である．また，休薬期間を経て再度使用すると，治療開始時の乾燥刺激症状も再出現することがある．

B．過酸化ベンゾイル 2.5％ゲル

過酸化ベンゾイル(BPO)は 2015 年に上市され，急性炎症期から維持療法まで，適応範囲が広い痤瘡治療薬である．欧米では 1960 年代から痤瘡治療に用いられており，市販医薬品や化粧品に配合されている国もある．BPO は塗布すると皮膚の上で分解され，分解時に生じる活性酸素により殺菌作用を発揮すると考えられている(図 2)．これまでに耐性菌が見つかっていないことから，耐性菌対策に適した薬剤と位置付けられている．抗菌薬の長期投与を避けるために，抗菌薬とBPO を切り替える，または抗菌薬と BPO の併用を行うように提言されている[4]．また，角質剝離作用もあることから，面皰にも有効である．急性期の炎症性皮疹が落ち着いた後も，維持療法として継続的に使用できる．

副作用には，刺激感，乾燥がみられる．承認前臨床試験によると刺激症状などの症状を訴えた者が多く，副作用の発現は 50％を超える[5]．半数以上の症例では何らかの症状を呈すことを予想し，アダパレンと同様に，処方時に外用指導を行う必要がある．また，同じく承認前臨床試験によると 2.8％に接触皮膚炎が生じている．刺激性接触皮膚炎だけでなくアレルギー性接触皮膚炎もみられるため，強い搔痒を伴う浮腫性紅斑や漿液性紅色丘疹が生じた場合は中止するようあらかじめ指示をしておく必要がある(図 3)．一部では，塗布開始から 3〜4 週目に接触皮膚炎を生じる例もあることから，使用開始 1 か月は慎重に経過観察を行う[6]．アレルギー性接触皮膚炎の感作原としては，歯科材料の重合開始剤，輸入化粧品および医薬品，ペット用洗浄剤などが考えられているが，明らかにはなっていない．

副作用ではないが，使用時の注意として衣類の変色が挙げられる．BPO そのものが持つ漂白作用のため，特に濃い色調の衣服や布製品に BPO が付着すると色褪せてしまう．塗布後の手指，就寝中に触れる寝具，体幹に塗布する場合の衣服への付着などに気をつけるよう注意をしておく．

C．クリンダマイシン 1％ 過酸化ベンゾイル 3％配合ゲル

2015 年に上市されたクリンダマイシンと BPO の配合薬は，抗菌作用がある 2 剤を配合している

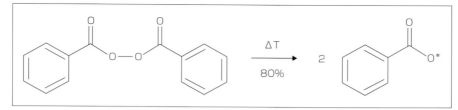

図 2. 過酸化ベンゾイル

ことで,炎症性の皮疹に強力な作用をもつ.承認前臨床試験の報告によると,治療開始 12 週間後に炎症性皮疹数が 26％に減少している[7].副作用として接触皮膚炎が 5.4％に見られ,BPO と同様に接触皮膚炎に対する経過観察,乾燥刺激症状への対策とスキンケア指導を行う必要がある.

他のゲル製剤と比較すると,基剤の違いからクリーム剤と似た使用感がある.冷所保存が必要な製剤であるため,旅行や出張への持参が難しい.

薬剤耐性菌の観点からは,クリンダマイシンを含むことから抗菌外用薬と同様に,急性炎症期の症状が軽快したら,漫然と連用するのではなく維持療法に切り替えるのが望ましい.

D. アダパレン 0.1％ 過酸化ベンゾイル 2.5％配合ゲル

2016 年に上市されたアダパレンの面皰形成抑制作用と抗炎症作用,BPO の角質剝離作用と殺菌作用を併せ持つ製剤である.炎症性皮疹が目立つ治療開始時から,軽快後の維持療法まで,すべての痤瘡患者が治療対象となる.承認前臨床試験の報告によると,治療開始から 12 週間後に総皮疹数は 22.7％に減少している[8].副作用としては,アダパレン,BPO でみられる治療開始時の刺激

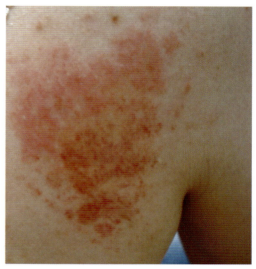

図 3. 20 代,女性.体幹の痤瘡にベピオ®塗布 2 日目.強い搔痒と紅色丘疹が集簇する紅斑局面をきたした.

感,乾燥感も併せ持っているため,アダパレン単剤や BPO 製剤から変更する場合でも外用指導が欠かせない薬剤である.例えば,塗布範囲を狭める,短時間で洗い流す[9],などの工夫をして,治療初期の刺激感を減らしたい(図 4).また,BPO による接触皮膚炎にも留意する.

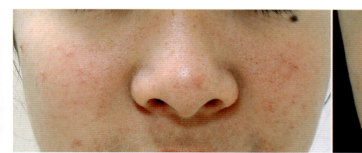

a|b 図 4. 10 代,女性
　a:治療前
　b:エピデュオ®によるショートコンタクトセラピー 1 か月後.塗布 2 時間後に洗顔するよう指導した.

2．抗菌外用薬

　抗菌（抗生物質）外用薬は，痤瘡治療外用薬として先行したこと，また刺激乾燥症状がほぼ見られないことから処方しやすいため，単独使用や長期連用が多く見られる．このような使用方法では耐性菌の増加が懸念される．抗菌外用薬を効果的に利用するためにも，アダパレンやBPOとの併用，もしくは早期に切り替えることが望ましい[1)4)]．

A．クリンダマイシン1%ゲル，ローション

　リンコサミド系抗生物質のクリンダマイシンは，ブドウ球菌やレンサ球菌のほか，嫌気性菌に抗菌スペクトルを持つため，痤瘡治療で世界的に使用されている．ヨーロッパ諸国では，痤瘡治療において，抗生剤耐性 *Cutibacterium*（*Propionibacterium*）*acnes* の分離頻度が増していることが以前から問題となっていた[10)]．なかでも，クリンダマイシンおよびエリスロマイシンの内服，外用とも使用頻度が高かったため，痤瘡患者から分離される *P. acnes* の10～80%が耐性菌である[11)]．本邦においてもクリンダマイシン耐性菌が，基幹病院では40%超え[12)]，診療所でも10%弱に検出されるようになっており，現在では単剤での使用や，長期使用を慎むよう各国のガイドラインに記されている．

B．ナジフロキサシン1%クリーム，ローション

　ニューキノロン系のナジフロキサシンは，外用製剤のみの抗菌薬であり，複数経路で抗菌作用を発揮するため耐性を誘導しにくいと考えられていたが[13)]，すでに本邦でもニューキノロン系の耐性菌発生が大きな問題となっており[14)]，ナジフロキサシン耐性菌発生も懸念される．このため，単剤での長期連用を避けたい．クリーム剤は他の主な痤瘡治療外用薬と比較すると乾燥が生じにくいため，アトピー性皮膚炎など他の皮膚疾患を合併する患者に使いやすい．なお，軟膏製剤は痤瘡に対する保険適用はない．

C．オゼノキサシン2%ローション

　2016年に発売されたキノロン系のオゼノキサシンは，表在性皮膚感染症と尋常性痤瘡に適用のある外用薬である．他の抗菌外用薬との違いは，1日1回の塗布で有効性が確認されていることである[15)]．新しい薬剤であるため耐性菌の報告はないが，他の抗菌薬と同様に単剤での使用や長期連用は避けたい．

サンスクリーン剤

　サンスクリーン剤は，紫外線による皮膚障害を防ぎ，健やかな肌を維持する目的で，年齢性別を問わず幅広く使用されるようになった．本邦では，サンスクリーン剤は化粧品として扱われており，「日やけを防ぐ」「日やけによるシミ，ソバカスを防ぐ」という効能が認められている．近年では，美容意識の高まりから，1年を通して使用する人も増えてきている．

　皮膚科学の観点からは，紫外線による短期的な障害である sunburn と suntan を防ぐだけでなく，長期的な障害として現れるしみやしわなどの光老化を防ぎ，その延長線上にある紫外線による発癌を防ぐ目的でサンスクリーン剤の使用を推奨している．

　特殊な例として，光線過敏をきたす疾患，光線過敏の副作用がある薬剤を摂取している患者には，遮光法の1つとしてサンスクリーン剤使用の徹底を指導する．なお，サンスクリーン剤は主に紫外線を防ぐことで皮膚への障害を軽減しているが，他の波長域の光が誘因となる障害もあるため，サンスクリーン剤を使用しさえすれば大丈夫，というわけではない．帽子や日傘，日陰を利用するなど他の方法も併用して遮光を行うことが望ましい．

　皮膚障害をきたす紫外線として UVB が注目されがちであるが，近年の研究では UVA も発癌や光老化によるシワの形成に影響することがわかってきた[16)17)]．地表に届く紫外線の約95%は UVA であること，UVB と比較して UVA 量は季節変動が少ないこと，UVA はガラスを通して室内や車内にも入ってくることから，日常生活での紫外

表 1. SPF 値

$$\text{SPF 値} = \frac{\text{製品を塗布した部位のMED}}{\text{未塗布部位のMED}}$$

＊SPF 値が 50 を超える場合は，「SPF 50+」と表示する

表 2. PA 分類

$$\text{UVAPF} = \frac{\text{製品を塗布した部位のMPD}}{\text{未塗布部位のMPD}}$$

UVAPF	PA 分類
2 以上 4 未満	PA+
4 以上 8 未満	PA++
8 以上 16 未満	PA+++
16 以上	PA++++

線防御には UVA 防止効果を意識する必要がある．さらに光線過敏をきたす疾患や薬剤は，UVA 領域の波長に感受性があるものも多いため，防御できる波長域が広いサンスクリーン剤が望まれる．最近では，より波長の長い UVA や，可視光線，赤外線に対する防御効果を謳うサンスクリーン剤も出てきており，使用感の改善とともに高機能化が進んでいる．

1．紫外線防止効果表示

サンスクリーン剤の機能を示す表示に，SPF と PA がある．SPF は Sun Protection Factor の略で，紫外線による紅斑の防止効果の程度を数値で示したものである（表1）．紅斑は主に UVB（290〜320 nm）で誘導されるため，SPF は UVB の防止効果を表していると言える．実際には，皮膚に UVB を照射し，24 時間後に紅斑を形成する最小の UVB 量，すなわち最小紅斑量（Minimal Erythema Dose；MED）を測定している．何も処置をしていない皮膚の MED を基準に，サンスクリーン剤を塗布した皮膚の MED が何倍になっているか，が SPF 値である．例えば，海水浴で日差しにあたると 10 分で sunburn を起こす人に，SPF 30 のサンスクリーン剤を塗ると sunburn を起こすのが 300 分に延長できる，ということになる．

PA は Protection grade of UVA の略で，紫外線による持続型即時黒化を指標とした UVA（320〜400 nm）の防止効果を示したものである．皮膚に UVA を照射し，24 時間後に黒化を起こす最小の UVA 量，すなわち最小持続型即時黒化量（Minimal Persistent Pigment Darkening Dose；MPD または MPPDD）を測定する．何も処置をしない皮膚の MPD を基準に，サンスクリーン剤を塗布した皮膚の MPD が何倍になっているかを算出した数値を UVAPF とする．この UVAPF 値を 4 段階に分類したものが PA 表示である（表2）．

なお，SPF および PA 表示は日本化粧品工業連合会の自主基準であるため，海外製品とは一部表示の形式が異なるが，測定法は国際標準化機構（ISO）により制定された国際規格に則って改定されている[18]．

2．サンスクリーン剤使用における注意点

SPF，PA を測定する試験は，被験サンスクリーン剤を 2 mg/cm^2 塗布した状態で行うことが規定されている．ところが，一般的なサンスクリーン剤の実際の塗布量は 2 mg/cm^2 に及ばず，ヨーロッパで行われた試験では 0.39 mg/cm^2，本邦でも 1.2 mg/cm^2 であったと報告されている[19)20)]．サンスクリーン剤の塗布量と SPF の関係は指数関数的に増える[21]．逆に言うと，SPF 50 のサンスクリーン剤を規定量の半分である 1 mg/cm^2 を塗布した場合，得られる防御効果は半分の SPF 25 にも及ばない，ということである．

表示通りの効果を得るためには，一般的な塗布量の倍を目安に塗る必要がある．たとえば，指示された量を遵守することや，通常の塗り方で 2 回重ねる，などの工夫を要す．また，汗や水濡れ，摩擦により皮表のサンスクリーン剤は取れてしまうので，塗り直しも必要である．

3．サンスクリーン剤の主剤

サンスクリーン剤に配合される紫外線防止剤に

表 3. 紫外線防止剤の代表的な成分

散乱剤	酸化チタン 酸化亜鉛 酸化セリウム アルミニウム マイカ カオリン　など		
吸収剤			代表的な化合物
	UVB 吸収剤	ケイ皮酸誘導体	オクトクレリン メトキシケイ皮酸オクチル(オクチノキサート)
		パラアミノ安息香酸誘導体	PABA オクチルジメチル PABA
		カンフル誘導体	メチルベンジリデンカンフル(MBC)
		ジメチコジエチルベンザルマロネート(ポリシリコーン-15)	
	UVA 吸収剤	ベンゾフェノン誘導体	オキシベンゾン
		ベンゾイルメタン誘導体	t-ブチルメトキシジベンゾイルメタン(アボベンゾン)
		テレフタリリデンジカンフルスルホン酸	
	UVB/UVA 吸収剤	トリアジン誘導体	ビスエチルヘキシルオキシフェノールメトキシフェニルトリアジン
		ドロメトリゾールトリシロキサン(メギゾリル)	
		メチレンビスベンゾトリアゾリルテトラメチルブチルフェノール	

は，紫外線散乱剤と紫外線吸収剤があり，それぞれの主な成分を表 3 に示す．

紫外線散乱剤は，無機系素材とも呼ばれる．代表的な成分は酸化チタンや酸化亜鉛などで，これらの粉体表面で紫外線を反射散乱させ，物理的に紫外線を防ぐ．長所として，物質の成分は変化しないため，光安定性が高く皮膚炎を起こしにくい．また，耐水性，撥水性が高い一方で，白濁している．

紫外線吸収剤は，有機系素材，ケミカル系とも呼ばれる．代表的な成分は，ケイ皮酸やパラアミノ安息香酸などで，紫外線を吸収して熱エネルギーに変換する．すなわち紫外線吸収剤は光化学反応を起こし，成分が変化するため不安定である．紫外線散乱剤と比べると透明性が高いため，塗布した際の白浮きはあまり気にならない．また複数の成分を配合することで，防御する紫外線波長域を選択できる．

市販されているサンスクリーン剤の多くは，散乱剤と吸収剤の両者を配合しており，紫外線防止機能の強化と使用感の向上を図っている．子供用，敏感肌用のサンスクリーン剤では紫外線散乱剤のみを使用している場合が多く，ノンケミカルや紫外線吸収剤不使用と表示される．

先ごろニュースで報じられた，ハワイでの販売が禁止されるサンスクリーン剤は，紫外線吸収剤のオキシベンゾンとオクチノキサートが含まれる製品である．この 2 つの化合物は多くのサンスクリーン剤に汎用されているが，ノンケミカルまたは紫外線吸収剤不使用のサンスクリーン剤には含まれないので参考にされたい．

4．紫外線吸収剤によるアレルギー性接触皮膚炎

紫外線吸収剤は化学的および光に対して不安定であり，感作能が高く，経皮吸収されやすい，という特徴から接触皮膚炎，光接触皮膚炎を起こしやすいことが指摘されている．UVA 吸収剤および安定剤としてサンスクリーン剤に配合されるオキシベンゾン(図 5)は，芳香環をもつベンゾフェノン系の有機化合物で，光接触皮膚炎の報告が多い．またオキシベンゾンは，同じく紫外線吸収剤のオクトクレリン，光接触皮膚炎の副作用を起こ

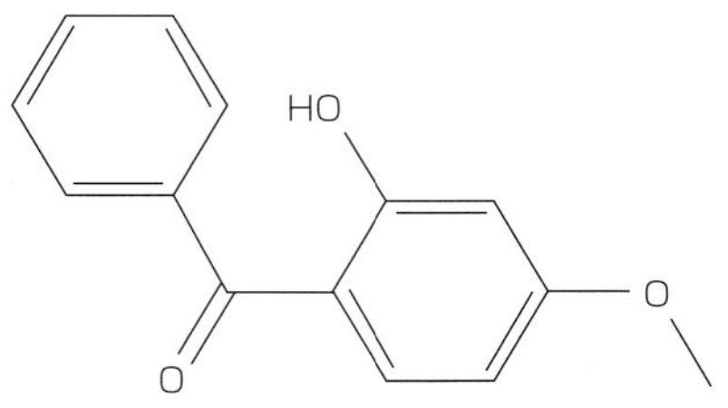

図 5.
オキシベンゾン

す湿布薬のケトプロフェンと化学構造が類似しており，交叉感作を起こすことも知られている[22)23)]．ケトプロフェン含有湿布薬による接触皮膚炎の既往がある患者には，紫外線吸収剤を含むサンスクリーン剤の使用を避けるよう指導する．

参考文献

1) 林　伸和ほか：尋常性痤瘡治療ガイドライン 2017. 日皮会誌. **127**(6)：1261-1302, 2017.
2) Kobayashi, M., et al.：Efficacy of combined topical treatment of acne vulgaris with adapalene and nadifloxacin：a randomized study. J Dermatol. **38**：1163-1166, 2011.
3) Hayashi, N., Kawashima, M.：Multicenter randomized controlled trial on combination therapy with 0.1% adapalene gel and oral antibiotics for acne vulgaris：comparison of the efficacy of adapalene gel alone and in combination with oral faropenem. J Dermatol. **39**：511-515, 2012.
4) Thiboutot, D. M., et al.：Practical management of acne for clinicians：An international consensus from the Global Alliance to Improve Outcomes in Acne. J Am Acad Dermatol. **78**(2S1)：S1-S23. e1, 2018.
5) Kawashima, M., et al.：Clinical efficacy and safety of benzoyl peroxide for acne vulgaris：Comparison between Japanese and Western patients. J Dermatol. **44**：1212-1218, 2017.
6) 飯島茂子，角田孝彦：過酸化ベンゾイルによる接触皮膚炎の7例. 日皮会誌. **127**：23-30, 2017.
7) Kawashima, M., et al.：Is benzoyl peroxide 3% topical gel effective and safe in the treatment of acne vulgaris in Japanese patients? A multicenter, randomized, double-blind, vehicle-controlled, parallel-group study. J Dermatol. **41**：795-801, 2014.
8) 宮地良樹ほか：日本人尋常性痤瘡患者を対象としたアダパレン0.1%/過酸化ベンゾイル2.5%配合ゲルの多施設共同，無作為化，二重盲検，実薬対照，平行群間比較，第Ⅲ相臨床試験. 皮膚の科学. **15**：278-293, 2016.
9) Veraldi, S., et al.：Short contact therapy of acne with tretinoin. J Dermatolog Treat. **24**：374-376, 2013.
10) Leyden, J. J., et al.：Propionibacterium acnes resistance to antibiotics in acne patients. J Am Acad Dermatol. **8**：41-45, 1983.
11) Ross, J. I., et al.：Antibiotic-resistant acne：lessons from Europe. Br J Dermatol. **148**：467-478, 2003.
12) Nakase, K., et al.：Antimicrobial susceptibility and phylogenetic analysis of Propionibacterium acnes isolated from acne patients in Japan between 2013 and 2015. J Dermatol. **44**：1248-1254, 2017.
13) Oizumi, N., et al.：Relationship between mutations in the DNA gyrase and topoisomerase Ⅳ genes and nadifloxacin resistance in clinically isolated quinolone-resistant *Staphylococcus aureus*. J Infect Chemother. **7**：191-194, 2001.
14) 松本哲朗ほか：尿路感染症主要原因菌の各種抗菌薬に対する感受性. 日化療会誌. **58**(4)：466-482, 2010.
15) 川島　眞ほか：オゼノキサシンローションの尋常性痤瘡を対象とした後期第Ⅱ相臨床試験. 臨床医薬. **31**：143-154, 2015.
16) El Ghissassi, F., et al.：A review of human

17) Mac-Mary, S., et al.：Assessment of cumulative exposure to UVA through the study of asymmetrical facial skin aging. Clin Interv Aging. **23**：277-284, 2010.
18) 水野　誠：紫外線防御効果測定法に関する最近の動向について．J Soc Cosmet Chem Jpn. **47**：271-277, 2013.
19) Autier, P., et al.：Quantity of sunscreen used by European students. Br J Dermatol. **144**：288-291, 2001.
20) Teramura, T., et al.：Relationship between sun-protection factor and application thickness in high-performance sunscreen：double application of sunscreen is recommended. Clin Exp Dermatol. **37**：904-908, 2012.
21) Faurschou, A., Wulf, H. C.：The relation between sun protection factor and amount of sunscreen applied *in vivo*. Br J Dermatol. **156**：716-719, 2007.
22) Leroy, D., et al.：Photodermatitis from ketoprofen with cross-reactivity to fenofibrate and benzophenones. Photodermatol Photoimmunol Photomed. **13**(3)：93-97, 1997.
23) Kawada, A., et al.：Simultaneous photocontact sensitivity to ketoprofen and oxybenzone. Contact Dermatitis. **44**(6)：370, 2001.

第30回日本眼瞼義眼床手術学会

日　時：2019年2月16日（土）
会　長：今川幸宏（大阪回生病院眼科）
会　場：メルパルク大阪
　　　　〒532-0003　大阪市淀川区宮原4丁目2-1
　　　　TEL：06-6350-2111　FAX：06-6350-2117
テーマ：「機能美と形態美の融合」
HP：http://convention.jtbcom.co.jp/gigan30/index.html
事務局：
　大阪回生病院眼科
　〒532-0003 大阪市淀川区宮原1丁目6-10
運営事務局：
　株式会社JTBコミュニケーションデザイン
　ミーティング＆コンベンション事業部
　〒530-0001　大阪市北区梅田3-3-10
　梅田ダイビル4F
　TEL：06-6348-1391　FAX：06-6456-4105
　E-mail：gigan30@jtbcom.co.jp

第37回日本臨床皮膚外科学会 総会・学術大会

会　期：2019年2月16日（土）〜2月17日（日）
会　長：米田　敬
　　　　（藤田保健衛生大学坂文種報徳會病院　形成外科）
会　場：名古屋国際会議場
　　　　〒456-0036　名古屋市熱田区熱田西町1番1号
　　　　TEL：052-683-7711／FAX：052-683-7777
　　　　http://www.nagoya-congress-center.jp/
テーマ：改めて基本手技を大切に
　　　　「手術器具や皮膚を始めとした組織ともっとお友達になるための独自の方法を共有しましょう」
参加費：医師：15,000円，医師以外・同伴者：5,000円
演題登録期間：2018年9月3日（月）〜10月1日（月）（予定）
E-mail：jsds37@c.shunkosha.com
URL：http://www.jsds37.jp
主催事務局：
　藤田保健衛生大学坂文種報徳會病院　形成外科
　〒454-8509　名古屋市中川区尾頭橋三丁目6番10号
　TEL：052-321-8171／FAX：052-322-4734
運営事務局：
　株式会社春恒社　学術企画部
　〒169-0072　東京都新宿区大久保2-4-12
　新宿ラムダックスビル
　TEL：03-3204-0401／FAX：03-5291-2176

第45回日本医学脱毛学会

下記の要項で第45回日本医学脱毛学会を開催いたします．
多数の皆様方の演題発表とご参加をお願いいたします．
日　時：2019年2月24日（日）　9時〜15時（予定）
場　所：沖縄県医師会館
　　　　〒901-1105　沖縄県南風原町字新川218-9
　　　　TEL：098-888-0087　FAX：098-888-0089
＜演題募集要項＞
１．申し込み方法
　演題名，所属，発表者，400字程度の抄録および連絡先をEmailまたはFAXにて下記へお申し込みください．
２．発表形式
　講演（講演時間5分予定）
　スライドは単写でPC持ち込みによる発表とします．
３．演題募集期間
　2018年11月1日〜12月31日
４．申し込み，問い合わせ
　学会事務局　林原伸治（林原医院）
　〒683-0052　鳥取県米子市博労町4-360
　TEL：0859-33-2210　FAX：0859-33-3049
　Email：sh.prsc@gmail.com
学会HP
https://www.facebook.com/第45回日本医学脱毛学会-244962362763838/?modal=admin_todo_tour

第7回日本眼形成再建外科学会 学術集会

日　時：2019年5月18日（土）〜19日（日）
会　長：辻　英貴（がん研究会有明病院　眼科）
会　場：がん研究会吉田富三記念講堂
　　　　〒135-8550　東京都江東区有明3-8-31
テーマ：お台場で熱く眼形成を語ろう！
ホームページ：http://jsoprs7.umin.jp/
事務局：がん研究会有明病院　眼科
　〒135-8550　東京都江東区有明3-8-31
　TEL：03-3520-0111　FAX：03-3570-0343
運営事務局：株式会社　プロコムインターナショナル
　〒135-0063　東京都江東区有明3-6-11 TFTビル東館9階
　TEL：03-5520-8821　FAX：03-5520-8820
　E-mail：jsoprs7@procomu.jp

FAXによる注文・住所変更届け

改定：2015年1月

　毎度ご購読いただきましてありがとうございます．
　読者の皆様方に小社の本をより確実にお届けさせていただくために，FAXでのご注文・住所変更届けを受けつけております．この機会に是非ご利用ください．

◆ご利用方法
　FAX専用注文書・住所変更届けは，そのまま切り離してFAX用紙としてご利用ください．また，注文の場合手続き終了後，ご購入商品と郵便振替用紙を同封してお送りいたします．**代金が5,000円をこえる場合，代金引換便とさせて頂きます．**その他，申し込み・変更届けの方法は電話，郵便はがきも同様です．

◆代金引換について
　本の代金が5,000円をこえる場合，代金引換とさせて頂きます．配達員が商品をお届けした際に，現金またはクレジットカード・デビットカードにて代金を配達員にお支払い下さい（本の代金＋消費税＋送料）．（※年間定期購読と同時に5,000円をこえるご注文を頂いた場合は代金引換とはなりません．郵便振替用紙を同封して発送いたします．代金後払いという形になります．送料は定期購読を含むご注文の場合は頂きません）

◆年間定期購読のお申し込みについて
　年間定期購読は，1年分を前金で頂いておりますため，代金引換とはなりません．郵便振替用紙を本と同封または別送いたします．送料無料，また何月号からでもお申込み頂けます．
　毎年末，次年度定期購読のご案内をお送りいたしますので，定期購読更新のお手間が非常に少なく済みます．

◆住所変更届けについて
　年間購読をお申し込みされております方は，その期間中お届け先が変更します際，必ずご連絡下さいますようよろしくお願い致します．

◆取消，変更について
　取消，変更につきましては，お早めにFAX，お電話でお知らせ下さい．
　返品は，原則として受けつけておりませんが，返品の場合の郵送料はお客様負担とさせていただきます．その際は必ず小社へご連絡ください．

◆ご送本について
　ご送本につきましては，ご注文がありましてから約1週間前後とみていただきたいと思います．お急ぎの方は，ご注文の際にその旨をご記入ください．至急送らせていただきます．2〜3日でお手元に届くように手配いたします．

◆個人情報の利用目的
　お客様から収集させていただいた個人情報，ご注文情報は本サービスを提供する目的（本の発送，ご注文内容の確認，問い合わせに対しての回答等）以外には利用することはございません．

　その他，ご不明な点は小社までご連絡ください．

株式会社 全日本病院出版会　〒113-0033 東京都文京区本郷3-16-4-7F
電話 03(5689)5989　FAX 03(5689)8030　郵便振替口座 00160-9-58753

FAX 専用注文書

形成・皮膚 1812　　年　月　日

PEPARS

○印		定価(消費税8%)	冊数
	2019年1月～12月定期購読（No. 145～156；年間12冊）(送料弊社負担)	41,256円	
	PEPARS No. 135 ベーシック＆アドバンス 皮弁テクニック (増大号)	5,616円	
	PEPARS No. 123 実践！よくわかる縫合の基本講座 (増大号)	5,616円	
	バックナンバー(号数と冊数をご記入ください) No.		

Monthly Book Derma.

○印		定価(消費税8%)	冊数
	2019年1月～12月定期購読（No. 278～290；年間13冊）(送料弊社負担)	40,932円	
	MB Derma. No. 275 外来でてこずる皮膚疾患の治療の極意 (増大号)(新刊)	5,184円	
	MB Derma. No. 268 これが皮膚科診療スペシャリストの目線！診断・検査マニュアル (増刊号)	6,048円	
	MB Derma. No. 262 再考！美容皮膚診療 (増大号)	5,184円	
	バックナンバー(号数と冊数をご記入ください) No.		

瘢痕・ケロイド治療ジャーナル

○印			
	バックナンバー(号数と冊数をご記入ください) No.		

書籍

○印		定価(消費税8%)	冊数
	眼科雑誌 Monthly Book OCULISTA 創刊5周年記念書籍 すぐに役立つ眼科日常診療のポイント―私はこうしている― (新刊)	10,260円	
	ケロイド・肥厚性瘢痕 診断・治療指針 2018	4,104円	
	イラストからすぐに選ぶ 漢方エキス製剤処方ガイド	5,940円	
	実践アトラス 美容外科注入治療 改訂第2版	9,720円	
	化粧医学―リハビリメイクの心理と実践―	4,860円	
	ここからスタート！眼形成手術の基本手技	8,100円	
	Non-Surgical 美容医療超実践講座	15,120円	
	ここからスタート！睡眠医療を知る―睡眠認定医の考え方―	4,860円	
	カラーアトラス 爪の診療実践ガイド	7,776円	
	皮膚科雑誌 Monthly Book Derma. 創刊20年記念書籍 そこが知りたい 達人が伝授する日常皮膚診療の極意と裏ワザ	12,960円	
	創傷治癒コンセンサスドキュメント―手術手技から周術期管理まで―	4,320円	

○	書名	定価	冊数	○	書名	定価	冊数
	複合性局所疼痛症候群(CRPS)をもっと知ろう	4,860円			カラーアトラス 乳房外 Paget 病―その素顔―	9,720円	
	スキルアップ！ニキビ治療実践マニュアル	5,616円			超アトラス眼瞼手術	10,584円	
	見落とさない！見間違えない！この皮膚病変	6,480円			イチからはじめる 美容医療機器の理論と実践	6,480円	
	図説 実践手の外科治療	8,640円			アトラスきずのきれいな治し方 改訂第二版	5,400円	
	使える皮弁術 上巻	12,960円			使える皮弁術 下巻	12,960円	
	匠に学ぶ皮膚科外用療法	7,020円			腋臭症・多汗症治療実践マニュアル	5,832円	
	多血小板血漿(PRP)療法入門	4,860円			目で見る口唇裂手術	4,860円	

お名前　フリガナ　　　　　　　　　㊞　　　診療科

ご送付先　〒　－　　□自宅　□お勤め先

電話番号　　　□自宅　□お勤め先

バックナンバー・書籍合計 5,000円以上のご注文は代金引換発送になります

―お問い合わせ先―
㈱全日本病院出版会営業部
電話 03(5689)5989
FAX 03(5689)8030

FAX 03-5689-8030
全日本病院出版会行

年　月　日

住所変更届け

お名前	フリガナ	
お客様番号		毎回お送りしています封筒のお名前の右上に印字されております8ケタの番号をご記入下さい。
新お届け先	〒　　　　　都道 　　　　　　　府県	
新電話番号	（　　　）	
変更日付	年　　月　　日より	月号より
旧お届け先	〒	

※ 年間購読を注文されております雑誌・書籍名に✓を付けて下さい。
- ☐ Monthly Book Orthopaedics （月刊誌）
- ☐ Monthly Book Derma. （月刊誌）
- ☐ 整形外科最小侵襲手術ジャーナル （季刊誌）
- ☐ Monthly Book Medical Rehabilitation （月刊誌）
- ☐ Monthly Book ENTONI （月刊誌）
- ☐ PEPARS （月刊誌）
- ☐ Monthly Book OCULISTA （月刊誌）

FAX 03-5689-8030
全日本病院出版会行

PEPARS バックナンバー一覧

2015 年
- No. 99　美容外科・抗加齢医療
　　　―基本から最先端まで―　【増大号】
　　　編集/百束比古
- No. 100　皮膚外科のための皮膚軟部腫瘍診断の基礎　【臨時増大号】
　　　編集/林 礼人
- No. 103　手足の先天異常はこう治療する
　　　編集/福本恵三
- No. 104　これを読めばすべてがわかる！骨移植
　　　編集/上田晃一
- No. 105　鼻の美容外科
　　　編集/菅原康志
- No. 106　thin flap による整容的再建
　　　編集/村上隆一
- No. 107　切断指再接着術マニュアル
　　　編集/長谷川健二郎
- No. 108　外科系における PC 活用術
　　　編集/秋元正宇

2016 年
- No. 109　他科に学ぶ形成外科に必要な知識
　　　―頭部・顔面編―
　　　編集/吉本信也
- No. 110　シミ・肝斑治療マニュアル
　　　編集/山下理絵
- No. 111　形成外科領域におけるレーザー・光・高周波治療　【増大】
　　　編集/河野太郎
- No. 112　顔面骨骨折の治療戦略
　　　編集/久徳茂雄
- No. 113　イチから学ぶ！頭頸部再建の基本
　　　編集/橋川和信
- No. 114　手・上肢の組織損傷・欠損 治療マニュアル
　　　編集/松村 一
- No. 115　ティッシュ・エキスパンダー法 私の工夫
　　　編集/梶川明義
- No. 116　ボツリヌストキシンによる美容治療 実践講座
　　　編集/新橋 武
- No. 117　ケロイド・肥厚性瘢痕の治療
　　　―我が施設(私)のこだわり―
　　　編集/林 利彦
- No. 118　再建外科で初心者がマスターすべき 10 皮弁
　　　編集/関堂 充
- No. 119　慢性皮膚潰瘍の治療
　　　編集/館 正弘
- No. 120　イチから見直す植皮術
　　　編集/安田 浩

2017 年
- No. 121　他科に学ぶ形成外科に必要な知識
　　　―四肢・軟部組織編―
　　　編集/佐野和史
- No. 122　診断に差がつく皮膚腫瘍アトラス
　　　編集/清澤智晴
- No. 123　実践！よくわかる縫合の基本講座　【増大号】
　　　編集/菅又 章
- No. 124　フェイスリフト 手術手技アトラス
　　　編集/倉片 優
- No. 125　ブレスト・サージャリー 実践マニュアル
　　　編集/岩平佳子
- No. 126　Advanced Wound Care の最前線
　　　編集/市岡 滋
- No. 127　How to 局所麻酔＆伝達麻酔
　　　編集/岡崎 睦
- No. 128　Step up! マイクロサージャリー
　　　―血管・リンパ管吻合，神経縫合応用編―
　　　編集/稲川喜一
- No. 129　感染症をもっと知ろう！
　　　―外科系医師のために―
　　　編集/小川 令
- No. 130　実践リンパ浮腫の治療戦略
　　　編集/古川洋志
- No. 131　成長に寄り添う私の唇裂手術
　　　編集/大久保文雄
- No. 132　形成外科医のための皮膚病理講座にようこそ
　　　編集/深水秀一

2018 年
- No. 133　頭蓋顎顔面外科の感染症対策
　　　編集/宮脇剛司
- No. 134　四肢外傷対応マニュアル
　　　編集/竹内正樹
- No. 135　ベーシック＆アドバンス皮弁テクニック　【増大号】
　　　編集/田中克己
- No. 136　機能に配慮した頭頸部再建
　　　編集/櫻庭 実
- No. 137　外陰部の形成外科
　　　編集/橋本一郎
- No. 138　"安心・安全" な脂肪吸引・注入マニュアル
　　　編集/吉村浩太郎
- No. 139　義眼床再建マニュアル
　　　編集/元村尚嗣
- No. 140　下肢潰瘍・下肢静脈瘤へのアプローチ
　　　編集/大浦紀彦
- No. 141　戦略としての四肢切断術
　　　編集/上田和毅
- No. 142　STEP UP! Local flap
　　　編集/中岡啓喜
- No. 143　顔面神経麻痺治療のコツ
　　　編集/松田 健

各号定価 3,240 円．ただし，増大号のため，No. 99, 100, 111 は，定価 5,000 円＋税，No. 123, 135 は 5,200 円＋税．
在庫僅少品もございます．品切の場合はご容赦ください．
　　　　　　　　　　　　　　　　　　　　　（2018 年 12 月現在）
本頁に掲載されていないバックナンバーにつきましては，弊社ホームページ(http://www.zenniti.com)をご覧下さい．

2019 年　年間購読　受付中！
年間購読料　41,256 円 (消費税 8%込) (送料弊社負担)
（通常号 11 冊＋増大号 1 冊：合計 12 冊）

全日本病院出版会　　　検 索 　click

次号予告

患児・家族に寄り添う血管腫・脈管奇形の医療

No. 145（2019年1月号）

編集／信州大学教授　杠　俊介

患児・家族に寄り添う血管腫の診療
　………………………………中岡　啓喜
患児・家族に寄り添う毛細血管奇形の診療
　………………………………大城　貴史ほか
患児・家族に寄り添う静脈奇形の治療
　………………………………大内　邦枝
リンパ管奇形の診断と治療………野村　正
患者・家族に寄り添う動静脈奇形の治療
　………………………………尾﨑　峰ほか
脈管奇形診療における IVR………大須賀慶悟ほか
混合型脈管奇形………………佐々木　了
脈管奇形における漢方医学………小川　恵子
四肢脈管奇形における保存的圧迫療法
　………………………………永井　史緒ほか
難病対策の歴史的経緯と血管腫・
　脈管〈血管〉奇形の医療扶助
　—改正難病二法に関連して—………秋田　定伯

編集顧問：栗原邦弘　中島龍夫 　　　　　百束比古　光嶋　勲 編集主幹：上田晃一　大阪医科大学教授 　　　　　大慈弥裕之　福岡大学教授	No. 144　編集企画： 　安田　浩　産業医科大学病院，診療教授

PEPARS　No. 144
2018年12月10日発行（毎月1回10日発行）
定価は表紙に表示してあります．
Printed in Japan

© ZEN・NIHONBYOIN・SHUPPANKAI, 2018

発行者　末　定　広　光
発行所　株式会社　全日本病院出版会
〒113-0033　東京都文京区本郷3丁目16番4号
　　　　電話（03）5689-5989　Fax（03）5689-8030
　　　　郵便振替口座 00160-9-58753

印刷・製本　三報社印刷株式会社　　電話（03）3637-0005
広告取扱店　㈱日本医学広告社　　　電話（03）5226-2791

- 本誌に掲載する著作物の複製権・翻訳権・上映権・譲渡権・公衆送信権（送信可能化権を含む）は株式会社全日本病院出版会が保有します．
- JCOPY ＜(社)出版者著作権管理機構　委託出版物＞
本誌の無断複写は著作権法上での例外を除き禁じられています．複写される場合は，そのつど事前に，(社)出版者著作権管理機構（電話 03-3513-6969，FAX 03-3513-6979，e-mail: info@jcopy.or.jp）の許諾を得てください．
- 本誌をスキャン，デジタルデータ化することは複製に当たり，著作権法上の例外を除き違法です．代行業者等の第三者に依頼して同行為をすることも認められておりません．